MONOGRAPHIE

DE

LA GOUTTE,

ET

DÉCOUVERTE

DU MOYEN DE LA GUÉRIR;

Par M. Duringe,

Docteur en Médecine et en Chirurgie de l'Université de Goettingue, ancien Médecin en chef des Hôpitaux, etc.; autorisé par le Roi à exercer en France.

SECONDE ÉDITION

CORRIGÉE ET AUGMENTÉE.

Paris,

CHEZ TOUS LES LIBRAIRES,

Et chez l'AUTEUR, rue de Cléry, n°. 40.

1829.

Ve. BALLARD, IMPRIMEUR DU ROI,
Rue J.-J. Rousseau, no. 8.

PRÉFACE.

Lorsqu'un préjugé a pris racine dans les esprits, lorsqu'une erreur est consacrée par la durée des siècles, ils opposent souvent des obstacles presqu'invincibles au progrès des sciences et quelquefois au bonheur de la société entière. La goutte, cette maladie si fréquente et si cruelle, offre un exemple frappant de la vérité de ce que je viens de dire. Son caractère rebelle, les grandes et nombreuses difficultés que présente sa guérison, le témoignage de quelques médecins célèbres, induits en erreur par l'opiniâtreté de cette affection, l'indocilité des malades, etc., ont fait naître l'opinion, que la goutte, par sa nature même, est incurable. Qu'en est-il résulté? Les recherches sur l'essence et le traitement de la goutte se sont ralenties; les personnes qui en sont atteintes, convaincues que tous les efforts de la médecine dirigés contre elle doivent échouer, ne tentent point de lui opposer une résistance qu'elles croient vaine, et ne voient d'autre terme à leurs souffrances que la mort.

Le charlatanisme, en faisant de la goutte une de ses mines d'exploitation, a puissamment contribué à fortifier la croyance que cette maladie ne peut être atteinte par les médicamens les plus énergiques et les mieux combinés; les spécifiques et les ravages qu'ils ont causés ont presque fait bénir la goutte comme un mal nécessaire et salutaire : dès-lors la tentative de la combattre et de la détruire, a été regardée comme une témérité dangereuse, comme une source d'accidens et de malheurs. Funeste préjugé! Qui pourrait calculer le nombre de tes victimes?

Convaincu qu'il ne peut y avoir de maladie absolument incurable, et que les causes de l'incurabilité, lorsqu'elle existe, ne peuvent être que relatives et individuelles, je me suis attaché à étudier l'essence et la cause première de la goutte et de toutes les affections qui sont avec elle dans un rapport d'origine, de complication, etc., afin d'établir sur cette connaissance un traitement rationel et méthodique. Dans l'espace de vingt années, et pendant les longs séjours que j'ai faits à Vienne, Berlin et Londres, ces trois grands théâtres, en Europe, où la goutte avec son immense cortège a le plus étendu son empire, j'ai eu occasion d'observer un très-grand nombre d'affections arthritiques. Bientôt l'expérience m'a fourni les preuves les plus nombreuses et les plus convaincantes, combien l'opinion qui voit dans la goutte une maladie incurable, est fausse et à la fois contraire à la raison et à l'observation.

Le but de l'ouvrage que je livre au public est d'exposer les principes qui servent de base au traitement que j'oppose avec tant de succès à la goutte, c'est en un mot d'être utile à mes semblables; voilà ma seule ambition. Je ne recherche aucunement la gloire littéraire. Puisse cet ouvrage contribuer à détruire une erreur si opposée au bonheur de la société et souvent si funeste dans ses résultats! Puissent les personnes atteintes de la goutte y trouver un préservatif contre les merveilleux spécifiques en poudre, eaux, teintures, baumes, cataplasmes et autres : c'est là mon seul désir.

Quant au système exposé dans cet ouvrage, je ne prétends point qu'il soit complet et qu'il embrasse absolument et indistinctement tous les cas. Si l'on reconnaît que les principes qui servent de base à mon traitement sont tirés de la nature de la maladie, qu'ils sont clairs pour tout le monde, et que leur application peut avoir d'heureux résultats dans la pratique, j'aurais atteint le but que je me proposais.

AVIS DE L'AUTEUR

SUR CETTE SECONDE ÉDITION.

Une première édition de ma *Monographie de la Goutte*, épuisée dans l'espace de deux mois, est un succès dont je pourrais m'enorgueillir, s'il ne venait pas prouver malheureusement que les ouvrages préexistans sur cette affection n'avaient point épuisé le champ fertile des observations, et qu'à cet égard la science avait fait peu de progrès. J'en ai déduit la raison dans la préface de ma première édition, que je reproduis dans cette seconde.

D'honorables suffrages viennent déjà récompenser mes travaux et m'encourager à les continuer. L'hommage que j'ai fait de mon ouvrage à l'Académie Royale de Médecine de Paris, a été accueilli avec une bienveillance dont je sens tout le prix, et je saisis avec empressement l'occasion d'exprimer ici toute ma gratitude à M. le Président, pour les termes obligeans dans lesquels il m'a fait connaître les sentimens de la docte Société.

D'estimables confrères ont daigné rendre justice à ma bonne foi dans l'exposé de ma doctrine, et me promettre de répondre à l'appel que je leur ai fait et que je réitère à tous, de me communiquer les savantes observations dont la matière est susceptible et qu'ils seront à même de recueillir. J'ai eu trop peu de temps depuis l'apparition de ma première édition pour en consigner de nouvelles dans cette seconde; mais celles que la pratique a livrées à mon investigation sont venues corroborer les faits sur lesquels est fondé mon ouvrage. J'ai la satisfaction de pouvoir annoncer, et plus tard j'en ferai connaître les témoignages irrécusables, que des goutteux traités sans succès par l'ancienne routine ont trouvé dans l'emploi des moyens curatifs basés sur ma doctrine, les soulagemens qu'ils en attendaient, et j'ai l'espoir, pour plusieurs, qu'ils seront suivis d'une guérison complète.

Je réclame toujours les avis et les conseils des médecins amis de la science. Le concours de leurs lumières me mettra à même d'améliorer mon ouvrage et de le rendre digne d'être offert au public avec une entière confiance.

Malgré mes soins et les corrections que j'ai faites, il restera sans doute encore des fautes dans ma seconde édition; mais elles ne porteront que sur le style, pour lequel j'invoque l'indulgence de mes lecteurs.

MONOGRAPHIE

DE

LA GOUTTE.

CHAPITRE PREMIER.

INTRODUCTION. — DESCRIPTION DES SYMPTOMES ET DE LA MARCHE DE LA GOUTTE.

Le but de cet ouvrage est, ainsi que je l'ai annoncé, d'éclairer mes semblables sur leurs plus chers intérêts, de les munir d'armes contre une cruelle maladie qui en afflige et en moissonne un si grand nombre, et surtout d'arracher des esprits un préjugé funeste, qui fait que les uns regardent la goutte comme une maladie incurable, que les autres voient dans ce terrible fléau, le gardien de leur santé et de leur vie.

Pour atteindre ce but, il est essentiel de donner d'abord une description aussi complète que possible de la maladie, afin de montrer aux yeux des uns l'ennemi dans toute sa nudité, et de démasquer aux yeux des autres le faux ami qu'ils idolâtrent.

Cette description présente de très-grandes difficultés à cause des formes sans nombre que la goutte prend, et sous lesquelles elle échappe quelquefois au talent et à l'expérience du plus habile praticien.

Il est donc nécessaire que nous suivions cette maladie depuis son origine jusqu'au plus haut degré de son développement; que nous l'accompagnions dans toutes les directions qu'elle peut prendre; que nous pénétrions avec elle dans tous les systèmes, organes et tissus organiques qui peuvent en être affectés.

Depuis vingt ans que je me suis particulièrement occupé de recherches sur cette maladie, j'ai eu occasion d'en observer un très-grand nombre de cas. Abandonnant la voie facile et commode de ceux qui s'en rapportent au témoignage des auteurs sans nombre qui ont traité cette matière avec plus ou moins de talent et de sincérité, j'ai cherché, par une investigation minutieuse et assidue de tous les cas qui se sont offerts à mon examen, à scruter la nature elle-même, à lui dérober le secret de ses opérations, et à me mettre, par là même, en état de distinguer la vérité d'avec le mensonge, les travaux vraiment utiles pour la pratique d'avec les productions chimériques des esprits exaltés, ou les inventions d'une basse cupidité.

Quoique pénétré de respect pour les grands maîtres de l'art, quoique intimément convaincu de leur mérite éminent, je n'ai point cru devoir me soumettre aveuglément à leurs systèmes et à leurs méthodes. Celui qui veut observer la nature pour y découvrir la vérité dans sa simplicité et sa pureté, ne doit se laisser influencer ni par les préjugés et les préventions, ni par les renommées, ni par l'esprit des écoles. Son seul et unique guide doit être la nature elle-même. Cette règle, il ne doit jamais la perdre de vue; pour peu qu'il s'en écarte sur sa route, il tombe dans l'erreur. Les recherches les plus consciencieuses, les travaux les plus suivis ne le conduiront qu'à de vains résultats dont l'échafaudage, faute d'une base vraie et solide, s'écroule au moindre souffle de la vérité.

Telles sont les maximes qui m'ont toujours guidé dans l'exercice de ma profession.

A l'aide de cette manière franche, dégagée de toute influence étrangère, je crois être parvenu à me faire sur l'origine et l'essence de la goutte une théorie qui explique, de la manière la plus satisfaisante, tous les symptômes de cette maladie, tous les changemens extérieurs et intérieurs, matériels et dynamiques, qu'elle peut produire dans l'organisme humain.

Il ne fallait pas un examen moins profond et moins minutieux pour découvrir toutes les causes qui donnent lieu à la formation de la goutte. Leur action isolée, leur concours avec d'autres agens, toutes les modifications de leurs rapports causées par le sexe, le tempérament, l'âge, le climat, les saisons, la manière de vivre, etc.; tout a dû être scrupuleusement apprécié pour servir au but que je m'étais proposé.

Mais il ne suffisait pas d'avoir saisi cette maladie dans ses mille et mille métamorphoses, et de connaître jusqu'aux moindres causes qui contribuent à sa naissance et à son développement : le résultat que j'attendais de mes travaux était le traitement rationnel, la guérison de la goutte.

Je n'ignorais pas que toutes les méthodes et tous les agens thérapeutiques avaient été tour-à-tour prônés et décriés. Abstraction faite des inventions d'un sordide charlatanisme, je savais combien les grands médecins de tous les siècles, les hommes célèbres qui, pendant leur vie entière, avaient consacré toutes leurs facultés au perfectionnement de la science, différaient dans leurs opinions sur l'origine et la nature de la goutte et sur le traitement qu'il fallait lui opposer.

J'ai donc cherché à me convaincre, par ma propre expérience, de ce qu'il y a de vrai et d'erroné dans tous ces systèmes souvent entièrement opposés les uns aux autres. De ce travail j'ai tiré un double avantage : d'un côté, il m'a mis à même d'apprécier la valeur de chaque méthode, et de distinguer le cas dans lequel chacune d'elles, en particulier, peut remplir le but du médecin ; d'un autre côté, il m'a prouvé d'une manière incontestable que chacune en particulier est insuffisante dans le traitement de la goutte.

C'est donc avec connaissance de cause, c'est avec le profond sentiment de mon devoir que je m'élève ici contre ces coupables imprudens qui, sans distinction de cas, de tempéramens, etc., veulent exclusivement employer telle ou telle méthode, tel ou tel remède pour la guérison de la goutte; et c'est avec une intime conviction que je m'adresse à tous ceux qui sont atteints de cette maladie, en leur disant : « Défiez-vous de tout homme de l'art ou charlatan, savant ou ignorant, qui vous présente des spécifiques pour la destruction du mal qui vous consume. Tôt ou tard vous serez les victimes de son ignorance, de sa basse cupidité et de votre crédulité. »

Le fruit de tous mes travaux, de toutes mes expériences, a été le résultat suivant:

Le traitement de la goutte ne peut être rationnel; le malade ni le medécin ne peuvent s'en promettre un succès heureux, rassurant et durable, qu'autant qu'il est basé :

1°. *Sur l'exacte connaissance du tempérament de l'individu, non-seulement de l'expression générale de sa constitution, mais de la disposition et des rapports réciproques des organes en particulier ;*

2°. *Sur une recherche minutieuse des causes qui ont précédé et accompagné le développement de la goutte, et de toutes celles qui exercent une influence journalière sur le malade ;*

3°. *Sur l'appréciation de l'espèce de goutte que chaque cas particulier nous offre.*

La goutte, quant à son essence et à sa nature, est toujours la même maladie. Toutes les espèces de goutte, toutes ses modifications ne sont, selon moi, que l'expression des changemens qu'elle éprouve par l'effet du tempérament et suivant la nature des causes par l'action desquelles elle se développe. Ainsi qu'une plante, un arbre, cultivés dans un sol et sous un ciel différent, produisent des fruits différens et subissent même dans toutes leurs parties des changemens et des altérations plus ou moins considérables ; ainsi que les races d'animaux se perfectionnent ou dégénèrent plus ou moins et de diverses manières selon les divers climats dans lesquels elles sont transportées : de même la goutte, sous l'influence des diverses températures et des divers agens extérieurs, se modifie et prend les formes les plus diverses, qui la changent et l'altérent quelquefois au point de la rendre méconnaissable.

Basé sur ces principes, et en suivant assidûment et scrupuleusement la marche que je viens d'indiquer, je suis parvenu, non à découvrir un spécifique, cette chimère ridicule, objet des vaines recherches de tant d'esprits exaltés ou bornés, mais à créer une méthode curative particulière de la goutte.

Cette méthode, ainsi que la maladie, est toujours la même quant au fond et quant aux changemens qu'elle est destinée à opérer dans l'organisme de l'individu atteint de la goutte. Mais, ainsi que la maladie se manifeste sous des formes très-diverses, dépendantes du tempérament, de la nature des causes occasionelles, etc., de même ma méthode curative est susceptible de toutes les modifications qui répondent aux diverses espèces de goutte.

Dès le commencement que j'ai mis cette

méthode en usage, j'en ai obtenu des succès qui ont pleinement répondu à mon attente. Plus tard, après l'avoir développée et perfectionnée, j'ai, par son moyen, opéré la guérison des cas les plus désespérés. Malgré cela, je craignais de me faire illusion; arrêté par ce scrupule, je résolus d'attendre que le temps et des faits plus nombreux eussent confirmé mes premières expériences : depuis, j'ai acquis la certitude que le succès de traitemens entrepris il y a plus de dix ans, a été non-seulement complet, mais parfaitement durable. En outre, un grand nombre de faits plus récens et des observations presque journalières m'ont entièrement convaincu, non-seulement de la vérité des principes qui servent de base à ma méthode, mais de l'étonnante efficacité de son application modifiée convenablement selon la différence des cas.

Je crois donc pouvoir maintenant présenter avec confiance au public le résultat important de mes observations. Fort de la sincérité de mes intentions, inspiré par la grandeur et la noblesse du but, je n'ai point suivi cette marche lente et pénible dans la crainte d'être confondu avec la foule de ceux qui, mus par de viles passions, n'ont point hésité de compromettre le bonheur de leurs semblables et de les tromper dans ce qu'ils ont de plus cher. Le danger que je redoutais, était d'un tout autre genre : je craignais de me tromper moi-même et de n'offrir aux sujets affligés de la goutte qu'un moyen aussi imparfait, aussi insuffisant que cette foule de remèdes successivement recommandés pour la guérison de la goutte, et dont j'avais par ma propre expérience reconnu l'insuffisance et quelquefois le danger. J'eus bientôt de quoi me rassurer : une comparaison attentive de ma méthode avec toutes celles qui l'ont précédée, m'a mis à même de connaître tous les caractères distinctifs, qui en font, non une méthode superficielle et palliative, mais une méthode fondamentale et radicale. En effet, elle ne présente pas aux personnes attaquées de la goutte un spécifique, une panacée contre la série de maux qui les accablent; elle ne leur indique pas non plus la manière de se débarrasser dans huit ou quinze jours d'une maladie qui date quelquefois de la plus tendre enfance; mais elle leur fournit les moyens de remédier aux diverses altérations matérielles et dynamiques qui sont la source, la cause première de la goutte. Par ce moyen, elle en opère la cure radicale, elle combat et détruit la disposition arthritique ; non-seulement elle extirpe les racines de la maladie, mais elle en détruit les résultats, c'est-à-dire, toutes les douleurs et infirmités qui affligent les sujets atteints de la goutte. C'est pour cette raison, c'est parce que ma méthode n'attaque jamais les symptômes, mais toujours le fond et la cause de la maladie; qu'elle ne peut jamais devenir préjudiciable, qu'elle repose sur une base inébranlable, et que jamais je n'ai eu à regretter de l'avoir employée.

J'ose dire que la base de mon traitement est inébranlable; effectivement elle l'est, non pas dans un sens absolu, mais dans un sens relatif. Tant que la nature de la goutte sera telle que je l'ai observée dans plusieurs contrées de l'Europe, mon traitement répondra pleinement à l'attente du médecin et du malade. Si, par l'effet de changemens extraordinaires de notre globe et de l'organisation de notre corps, la nature de cette maladie est altérée et changée, alors sans doute une autre méthode de traitement devra nécessairement remplacer la mienne.

Avant d'entrer en matière, je dois rappeler à mes lecteurs ce que j'ai déjà dit dans la préface de cet ouvrage; qu'ils ne s'attendent point à des discours fleuris, à de vaines déclamations, qui, le plus souvent, ne sont que les productions éphémères de l'imposture et du charlatanisme. Le vrai mérite d'un ouvrage, uniquement destiné au soulagement des malades, ne consiste point dans les belles paroles et les jolies phrases; ma tâche a été toute autre et beaucoup plus pénible. Pour obtenir de mes expériences un résultat vraiment utile à l'humanité, j'ai dû employer tout mon temps et toutes mes facultés, non-seulement à observer la goutte dans ses apparitions ordinaires, mais à l'épier dans ses voies les plus secrètes, à la démasquer dans ses formes les plus extraordinaires, les plus bizarres.

Malgré cela je ne prétends point que la description que je vais donner de cette maladie soit entière et complète; mais s'il n'est pas impossible que j'oublie quelques légères nuances et modifications de la goutte, je fais observer qu'il n'est point nécessaire ni même utile pour la pratique d'examiner en détail et de peindre toutes les nuances vraiment insaisissables de cette maladie. Je dois, ce me semble, me borner à dire tout ce qui peut devenir important pour le diagnostic et le traitement de la goutte. Trop de longueur nuit à la clarté, première qualité d'un traité pratique.

DESCRIPTION

DES SYMPTOMES ET DE LA MARCHE DE LA GOUTTE.

Pour mettre dans cette description l'ordre et la clarté nécessaire, il est à propos de décrire successivement et le plus fidèlement possible lesprincipales espèces de goutte.

A. GOUTTE RÉGULIÈRE.

La marche de cette maladie est intermittente, c'est-à-dire, ses accès ont lieu à certains intervalles, durant lesquels il existe une santé parfaite, du moins en apparence. Presque toujours les accès s'annoncent par des symptômes précurseurs. Parmi ceux-ci, les uns sont généraux, les autres locaux.

§. Les symptômes précurseurs *généraux* se manifestent *principalement* dans les voies digestives ; les malades éprouvent une diminution d'appétit, un sentiment tout particulier de gêne, d'oppression, d'anxiété dans la région épigastrique ; une pression, une pesanteur dans le ventre ; une sorte de vide dans l'estomac; des flatuosités, des renvois, des vents circulant avec bruit dans le ventre. La langue est chargée; le goût de la bouche fade; le ventre constipé.

Avec cela, ils éprouvent de fréquens vertiges, surtout lorsqu'étant couchés, ils se lèvent précipitamment. Le travail leur répugne; ils ont des envies continuelles de bâiller et de s'étirer; une grande disposition au sommeil, surtout après les repas; le sommeil ne répare pas leurs forces ni ne les rafraîchit; en s'éveillant, ils sentent une lassitude et un malaise tout particulier.

Assez souvent, les accès sont précédés par d'autres maladies, principalement par diverses espèces de blennorrhées; par exemple, un état pituiteux des organes de la respiration, des diarrhées et des hémorroïdes muqueuses, une blennorrhée de la vessie, caractérisée par l'évacuation d'urines troubles, chargées de mucus; de même par des aigreurs des premières voies; des douleurs spasmodiques dans l'estomac; des nausées et des vomissemens; des douleurs hémorroïdales chez les hommes; des irrégularités des menstrues chez les femmes.

Les battemens du pouls sont spasmodiques, irréguliers de diverses manières.

Quelques malades éprouvent des altérations des sens, une toux convulsive très-violente, un tremblement des membres.

Presque toujours l'âme est affectée d'une manière toute particulière. Les malades manifestent un abattement et un découragement extraordinaires, des craintes pusillanimes sans motifs ; leur imagination est effrayée par des dangers chimériques.

Quelquefois on remarque en eux une légère augmentation de volume, surtout du ventre et de la face ; symptôme qui ne provient point d'une augmentation réelle de la masse, mais de l'irritation, de l'orgasme du sang et des humeurs. Ce phénomène est ordinairement de très-courte durée.

§. Les symptômes précurseurs *locaux* se manifestent dans les parties destinées à devenir le siége de la goutte, le plus souvent dans les extrémités inférieures. Les malades y éprouvent des démangeaisons fréquentes et quelquefois très-fortes, une augmentation de chaleur, mais plus souvent une certaine fraîcheur errante : il leur semble qu'un vent frais monte et descend le long du membre, ou que des gouttes froides y découlent. Assez souvent les veines les plus voisines de la partie se dilatent considérablement, les malades éprouvent dans le membre une sorte d'engourdissement, de pesanteur et de contraction spasmodique. Quelquefois j'ai vu survenir des douleurs violentes et continuelles dans les muscles, accompagnées d'extravasations sanguines dans la peau.

§. La durée de ces symptômes précurseurs n'est pas toujours la même ; elle peut être de quelques jours ou de quelques semaines. Ils ne se manifestent pas toujours tous, ni au même degré : *les plus ordinaires sont ceux qui dénotent un dérangement dans les organes de la digestion.* Il arrive même, surtout dans un premier accès de goutte, que les symptômes précurseurs manquent absolument ; et alors le premier indice de l'accès est une violente douleur dans la partie affectée. Assez souvent, aux approches de l'accès, tous ces symptômes, et surtout ceux qui se manifestent dans les voies de la digestion, disparaissent subitement. Alors les malades deviennent plus gais ; leur sommeil est plus tranquille; ils digèrent mieux; quelquefois la veille de l'accès leur appétit est extraordinairement fort; ils sentent même une disposition particulière au coït. Cependant, dans la plupart des cas, des douleurs en urinant, une chaleur dans la face et dans d'autres parties, l'évacuation d'urines troubles et chargées, répandant quelquefois une odeur aigre, une pulsation accélérée, irrégulière, indiquent clairement que l'état morbide n'a point cessé.

Tous ces symptômes précurseurs ressemblent beaucoup à ceux que nous offrent le calcul, l'hypocondrie et les hémorroïdes. C'est pour cela qu'ils n'annoncent avec certitude l'approche d'un accès de goutte, que lorsqu'il existe une disposition arthritique acquise ou héréditaire. Il arrive même que ces symptômes se manifestent à plusieurs reprises avant qu'un accès de goutte se déclare.

§. L'accès commence ordinairement dans la nuit, surtout vers le matin. Le malade, n'ayant éprouvé aucune souffrance en se couchant, s'éveille tout-à-coup, saisi par une violente douleur; cette douleur augmente progressivement, mais le plus souvent c'est par secousses qu'elle sévit avec le plus de force. Dans ses degrés inférieurs, elle est rongeante, serrante; dans les degrés plus forts, elle brûle, elle déchire. Quelquefois les malades comparent cette douleur avec celle qu'une luxation fait éprouver; d'autres fois il leur semble qu'on verse de l'eau bouillante sur la partie. Elle est toujours accompagnée d'une grande inquiétude. Au commencement elle n'affecte qu'une petite partie, mais insensiblement elle s'étend; il semble alors aux malades que les membranes sont violemment tendues ou déchirées. A la fin, la sensibilité de la partie devient telle, qu'elle ne peut endurer le poids d'une legère couverture, et que les malades ne peuvent supporter les secousses causées par les personnes qui marchent dans l'appartement.

Le siége de cette douleur est toujours dans les aponévroses et les ligamens, qui s'enflamment d'une façon particulière.

Le plus souvent la goutte attaque les articulations de l'avant-pied, surtout de l'orteil; quelquefois, mais seulement dans une période plus avancée et dans les rechutes, très-rarement dans le commencement de l'accès, la maladie se porte successivement aux articulations de l'épaule, de l'avant-bras, des doigts, du coude, du genou, des hanches, d'une ou de plusieurs vertèbres, sur les mâchoires et les dents : dans quelques cas, assez rares à la vérité, elle attaque le corps entier.

Au commencement du paroxisme on ne remarque qu'un gonflement des veines de la partie affectée; ce n'est que lorsque la douleur a duré douze à vingt-quatre heures qu'il survient une légère rougeur érysipélateuse : cette rougeur n'est jamais bien circonscrite, mais elle se perd insensiblement dans la couleur naturelle de la peau.

Dès le commencement, le malade éprouve une forte chaleur dans l'intérieur de la partie affectée ; cette chaleur ne devient sensible à l'extérieur que lorsque la rougeur paraît; elle augmente progressivement avec elle.

Constamment il se forme une enflure; celle-ci est souvent si forte, surtout sur la fin du paroxisme, que le volume de la partie affectée est considérablement augmenté, qu'elle est très-tendue et très-dure au toucher.

Les mouvemens du membre attaqué sont

gênés ou suspendus ; toutes les attitudes, tous les mouvemens du corps qui intéressent tant soit peu l'articulation affectée y causent les douleurs les plus atroces : lorsque tout le corps est attaqué de la goutte, le malade, incapable de faire le moindre mouvement, est obligé de se tenir dans un état d'immobilité complète.

La fièvre, qui accompagne toujours la goutte régulière, dépend uniquement de l'affection locale ; elle augmente et diminue avec elle ; son caractère est parfaitement semblable à celui qu'offre la fièvre qui accompagne le rhumatisme aigu. Elle se fait sentir, en même temps que la douleur, par des horripilations et des frissons, rarement par un froid très-vif. Les frissons sont suivis d'une chaleur sèche également répandue sur tout le corps. Les urines sont rares, colorées ; toutes les excrétions rares. Le pouls n'est dur et tendu que dans le premier paroxisme ; plus tard il devient mou. La marche de cette fièvre est évidemment rémittente, ses paroxismes se manifestent sur le soir en même temps que la douleur.

Le premier paroxisme est toujours le plus

violent. Généralement les douleurs continuent en augmentant progressivement, jusqu'au milieu de la nuit suivante; alors elles diminuent insensiblement, quelquefois presque subitement. En même temps la fièvre se calme, la peau devient moite, le malade s'endort, et, à son réveil, se manifeste à la partie affectée l'enflure, dont nous avons parlé plus haut. Dans les accès moins violens, la diminution de la douleur et de la fièvre a souvent lieu dès le matin.

Mais l'accès n'est point encore terminé avec ce premier paroxisme, la douleur et la fièvre reviennent la nuit suivante, quoique avec moins de violence; leur marche est la même : elles se répètent ainsi pendant plusieurs nuits, toujours en diminuant, jusqu'au parfait rétablissement de la santé.

Plus le paroxisme est violent, plus la sensibilité du malade est exaltée pendant toute sa durée : il craint surtout la lumière, le bruit, la moindre secousse; il a peur que tous ceux qui s'approchent de lui ne heurtent la partie malade; son humeur est extrêmement chagrine et noire.

Quelquefois il arrive dans le cours de l'accès, que tandis que la douleur diminue dans le premier siége de la maladie, une autre partie, par exemple l'autre pied, est saisie, sans que l'on puisse en inférer que la goutte est de nature errante.

Le nombre des paroxismes varie, par conséquent la durée de l'accès n'est pas toujours la même. Cependant, dans les cas ordinaires, lorsque la fièvre ne manifeste pas un caractère très-prononcé, qu'elle est tout au plus d'une nature légèrement inflammatoire, la maladie ne se prolonge guère au-delà de deux à trois semaines.

Elle est quelquefois plus courte, surtout lorsque la fièvre présente un caractère inflammatoire très-prononcé. Ces cas ne sont point fréquens, et n'arrivent guère que dans les premiers accès chez des sujets jeunes et très-robustes, et lorsque les causes qui ont éveillé la maladie ont été d'une action très-irritante : alors la douleur et la fièvre sont extrêmement fortes, ainsi que l'inflammation, la rougeur et l'enflure de la partie affectée ; mais, en revanche, la durée de l'accès est beaucoup plus courte; quelquefois la santé se rétablit à la fin du quatrième paroxisme. Il arrive même, dans ces cas, que les malades ne sentent presque point de douleurs, à cause d'un assoupissement, d'un état légèrement soporeux causé par l'affection consensuelle du cerveau et de ses membranes.

Dans d'autres cas, la durée de l'accès se prolonge d'une semaine, et même plus au-delà du terme ordinaire. Cela arrive surtout chez les personnes âgées affectées de la goutte depuis long-temps, de même lorsque la fièvre manifeste un caractère nerveux, chez les sujets faibles et irritables, et lorsque les causes occasionelles ont été débilitantes de leur nature. Le pouls de ces malades est petit, mou, quoique souvent très-fréquent. Lorsque la fièvre nerveuse se caractérise par la stupeur, les malades éprouvent quelquefois très-peu de douleurs; la rougeur de la partie est peu forte quoique l'enflure soit considérable. Lorsqu'au contraire, la fièvre nerveuse est caractérisée par une grande irritation, alors les douleurs sont souvent extraordinairement fortes. Mais le praticien reconnaît facilement leur nature nerveuse, car ces douleurs ne commencent pas si visiblement sur le soir avec le paroxisme de la fièvre, et elles n'augmentent pas aussi décidément au toucher et aux mouvemens de la partie affectée; mais elles sont accompagnées d'une vive inquiétude physique et morale, qui continue, lors même que le paroxisme est déjà passé.

L'accès peut se terminer par le rétablissement parfait de la santé, et l'inflammation se dissiper complétement. Nous devons nous attendre à cette issue de la maladie, lorsque les symptômes précurseurs n'ont été ni très-nombreux, ni très prononcés; chez les sujets jeunes et robustes; lorsque l'inflammation de l'articulation a été pure et simple; lorsque les accès ne se sont pas trop souvent renouvelés, etc.

Les crises s'opèrent par diverses voies, principalement par d'abondantes transpirations, qui commencent à la partie affectée et y sont plus fortes que partout ailleurs. Les urines deviennent abondantes, et font un dépôt muqueux considérable, d'une couleur rougeâtre ou blanchâtre. Ce sédiment consiste principalement en phosphate de chaux, dont l'urine ne contient aucun vestige pendant toute la durée de l'accès.

Quelquefois, la crise s'effectue par des selles liquides, après que les malades ont été constipés.

Souvent il survient à la partie affectée une démangeaison violente, quelquefois insupportable ; l'épiderme se détache comme dans une érysipèle. C'est là une véritable crise locale de l'inflammation arthritique.

Les éruptions chroniques semblables au pourpre ou à la gale, les diarrhées muqueuses, les catarrhes opiniâtres, etc., qui restent quelquefois à la suite de l'accès et qu'on a regardés comme des sécrétions critiques, sont bien plutôt des maladies secondaires, des anomalies de goutte, résultant d'une crise imparfaite.

L'accès passé, la partie affectée recouvre l'intégrité parfaite de ses fonctions; les malades se portent parfaitement bien, même mieux que jamais; l'appétit, la digestion, sont parfaits. Il y en a qui m'ont assuré qu'à ce prix, ils ne se refuseraient point à supporter de temps en temps un accès de goutte.

§. Malheureusement les accès reviennent tôt ou tard.

Dans les commencemens, les intervalles

sont plus longs, quelquefois de trois à quatre ans. Plus tard, ils se répètent plus souvent; une fois par an, ou même deux fois, surtout au printemps et dans l'automne; à la fin, ils se renouvèlent quelquefois tous les mois.

Cette périodicité régulière ne se trouve cependant pas toujours; très-souvent il est de toute évidence que le retour de l'accès n'est qu'une suite de l'influence de diverses causes occasionelles à laquelle le malade a été exposé. Mais voici un phénomène constant:

Les accès deviennent d'autant plus fréquens qu'ils se sont plus souvent renouvelés. Avec ces retours réitérés, la douleur, ainsi que les autres symptômes, diminuent de violence, quelquefois aucune fièvre ne les accompagne. Mais, en revanche, la maladie gagne du terrain; elle attaque des parties qui, jusque-là, en avaient été exemptes, par exemple, les genoux, les coudes et même les grandes articulations, de manière qu'elles souffrent ou simultanément ou alternativement; la durée des accès devient plus longue et irrégulière, ils ne sont point suivis d'une santé parfaite, mais il reste une faiblesse et des dérangemens dans les organes de la digestion : l'affection locale ne se dissipe pas complétement, elle produit souvent des exsudations, qui nuisent à l'intégrité des fonctions de la partie, même après la fin de l'accès. C'est de cette manière que la goutte régulière, aiguë, se change en goutte irrégulière et chronique.

B. GOUTTE IRRÉGULIÈRE, CHRONIQUE.

Son siége est également dans les articulations, mais elle se distingue de la goutte régulière par sa marche beaucoup plus lente, qui dure des années entières, quelquefois toute la vie. En outre, cette marche est plutôt rémittente qu'intermittente, c'est-à-dire, les malades éprouvent bien par intervalle une diminution dans leurs souffrances mais ils ne jouissent point de ces intervalles de santé parfaite. L'affection locale décèle une disposition particulière aux exsudations et autres désorganisations matérielles. Ainsi, dans cette espèce de goutte, les accès ne sont jamais bien violens, souvent sans aucune trace de fièvre, mais ils sont irréguliers, d'une durée indéterminée, et toujours opiniâtres. A la fin, ils se suivent de si près, que la fin d'un accès touche presqu'au commencement de l'autre; alors les malades n'éprouvent quelque soulagement que pendant peu de mois dans l'année D'autres fois, ces malheureux souffrent continuellement les douleurs les plus vives, tantôt dans une articulation, tantôt dans l'autre (goutte habituelle).

Bientôt les affections de la reproduction deviennent générales et habituelles : dyspepsies de tous genres, flatuosités, congestions hémorroïdales, altérations dans les sécrétions et les excrétions, constipation ou diarrhée muqueuse; urines chargées de mucus, troubles ou très-claires; disposition au chagrin, à la colère, une véritable hypocondrie. Alors se manifestent souvent ces douleurs dans les reins et dans la vessie, suite de la gravelle et de vrais calculs qui s'y sont formés, et dont les accès alternent quelquefois avec les affections des articulations.

Les articulations conservent une faiblesse, une roideur, elles enflent et perdent enfin toute leur mobilité. Cette infirmité est une suite du caractère exsudatif de l'inflammation arthritique, lorsqu'elle a pris le caractère chronique. Les exsudations forment dans l'articulation une enflure d'abord souple et molle, qui tend et dilate ses ligamens. Insensiblement cette enflure devient plus ferme et plus dure, et finit par dégénérer en une masse terreuse, dont la dureté égale souvent celle d'une pierre. C'est ainsi que se forment les nodus goutteux; leur siége ordinaire est dans les cavités, les membranes et les ligamens des articulations, et c'est alors surtout qu'ils en gênent considérablement tous les mouvemens, ou les empêchent même entièrement. Assez souvent, j'en ai trouvé dans les parties qui recouvrent les articulations, et même dans la peau. Alors ils nuisent moins aux mouvemens de la partie; on peut même quelquefois les extraire moyennant une simple incision. J'ai vu des concrétions semblables sortir des ulcères arthritiques de quelques goutteux âgés. J'ai remarqué de ces nodus, quelquefois d'une grosseur très-considérable, à la mâchoire, sous le cuir chevelu, sur l'articulation des hanches, sur les vertèbres, aux pieds, aux genoux, aux doigts, etc., etc. Souvent, dans le traitement des goutteux, j'ai eu occasion d'examiner leur transpiration. En la faisant sécher avec beaucoup de précaution, j'y ai remarqué une espèce de sable d'une couleur blanchâtre, presque imperceptible, d'une très-grande finesse, et qui fond en le broyant légèrement entre les doigts. Ces observations me disposent à croire a la réalité de celles bien plus extraordinaires que d'autres médecins rapportent : Bartholin, par exemple, dit avoir vu un homme atteint de la goutte et du calcul, qui, dans une transpiration très-abondante, rendait par les pores de la peau une très-grande quantité d'un sable calcaire. Une autre personne âgée, atteinte de la goutte, rendait de toutes les parties du corps des concrétions semblables, dont le poids surpassait celui de tout son corps.

En général, chez les personnes atteintes d'une goutte invétérée, la plupart des sécrétions et des excrétions contiennent beaucoup de parties terreuses calcaires. Souvent on voit ces matières, appelées communément tartre, se déposer en quantité et malgré la plus grande propreté, sur les dents et pénétrer même dans l'intérieur de leurs cavités. En examinant l'urine, principalement dans la goutte errante, on aperçoit fréquemment des filamens blanchâtres et transparens, qui, en séchant, donnent une matière terreuse blanchâtre. En faisant évaporer les crachats des personnes atteintes de la goutte, on obtient une quantité assez considérable d'une concrétion blanchâtre, semblable au tartre.

Les cartilages et les extrémités des os deviennent souvent le siége des exsudations arthritiques. Alors les cartilages s'ossifient; d'autres fois, ils se dissolvent complètement. Les os dégénèrent en tumeurs et en croissances de divers genres; ils deviennent mous et poreux, s'ankylosent entr'eux ou avec les articulations voisines, d'où proviennent une infinité de contorsions et de difformités. J'ai vu un grand nombre de désorganisations de ce genre, dont quelques-unes avaient produit un effet vraiment affreux, notamment aux vertèbres du cou, à l'extrémité supérieure du tibia et de l'ulna, aux pieds, aux mains, etc. Les premiers nodus, suite de cette première enflure de l'articulation, dont nous avons parlé plus haut, sont ordinairement très-petits, parce que les parties aqueuses de l'exsudation sont ramenées par la résorption dans la circulation des humeurs. Pour qu'ils acquièrent un volume considérable, il faut que le retour fréquent des accès produise une suite de nouveaux épanchemens. Il paraît même, dans quelques cas bien invétérés, que les exsudations ont lieu presque continuellement et même hors l'époque des accès. Ces concrétions volumineuses occasionnent souvent les douleurs les plus vives par la pression des parties voisines, par la tension et la dilatation des tendons, des muscles, des ligamens, etc. Ces douleurs ne sont presque jamais causées par la qualité irritante ou corrosive des matières épanchées ; car nous voyons des nodus se former à des parties très-sensibles et y subsister pendant de longues années, sans causer la moindre incommodité.

Lorsqu'un accès de goutte se jette sur ces parties ainsi dégénérées, les accidens sont d'ordinaire extrêmement violens. Une quantité considérable de sérosités, qui s'épanche tout autour, produit une enflure extrême. Quelquefois on distingue à travers l'épiderme cette lymphe blanchâtre, tandis qu'une vive rougeur de la peau dans toute la périphérie de l'enflure et les douleurs les plus atroces peuvent faire craindre la gangrène. Communément il se forme une ouverture qui, au grand soulagement du malade, donne jour à une quantité considérable de sérosités.

Les anciens donnaient à ces concrétions le nom général de *tartarus*, et c'est pour cette raison qu'ils désignaient la goutte sous la dénomination de *morbus-tartareus*. A l'extérieur, elles ressemblent à la craie, à une matière gypseuse, calcaire, elles se brisent et se broient facilement. Quant à la composition chimique, elles ressemblent aux calculs; comme eux, elles contiennent de l'acide urique, mais elles s'en distinguent par une quantité beaucoup plus forte de gélatine animale, et par une portion de soude (*Fourcroy*). Quant à la structure, elles ne montrent point ces couches, ces lamelles, qui distinguent communément le calcul. D'autres disent y avoir trouvé beaucoup de phosphate de chaux, qui prédomine également dans la synovie (*Margueron*).

C. GOUTTE ANOMALE.

Les anomalies de la goutte sont si diverses; leurs symptômes si variables, si trompeurs, que le diagnostic présente souvent les plus grandes difficultés, surtout lorsque ces anomalies se manifestent sans avoir été précédées par des accès de goutte aiguë ou chronique. Il sera utile, pour la pratique, de distinguer les espèces suivantes de ces anomalies.

1. LA GOUTTE IMPARFAITE.

Ses accès sont irréguliers, courts, sans aucun ordre fixe : l'urine ne contient point le sédiment rougeâtre ou blanchâtre. Cette espèce de goutte produit, sans être accompagnée de fièvre, des enflures qui ne causent presque aucune douleur, qui ne deviennent pas même sensibles aux changemens de temps; tout au plus le malade en souffre-t-il lorsqu'il veut tourner ou fléchir la partie affectée. Ces enflures sont souvent très-fortes, mais elles ne présentent point la rougeur érysipélateuse et la tension qu'on remarque dans la goutte régulière; elles sont plus pâles et plus molles.

Rarement elle attaque les pieds, plus souvent les genoux et les bras.

Les symptômes précurseurs de la goutte régulière manquent communément dans celle-ci. Dans les accès même les malades ne manifestent point cet abattement particulier de l'âme. Souvent l'enflure se forme dans une seule nuit, sans s'être annoncée ni par des douleurs, ni par d'autres symptômes.

Au commencement cette maladie n'attaque ordinairement que les articulations et les parties environnantes, mais dans sa marche progressive, elle produit souvent des affections graves des organes généreux internes : en général sa marche est presque toujours errante.

Fréquemment cette goutte imparfaite se change après quelque temps en une goutte régulière. Lorsqu'au contraire elle conserve son caractère primitif, elle produit souvent des exsudations, des nodus avec toutes leurs suites, sans avoir été précédée d'aucune douleur. Ce sont là les cas que les auteurs rapportent sous les dénominations de goutte *froide*, *indolente*, *blanche*.

Cette espèce de goutte attaque de préférence les constitutions flegmatiques, lymphatiques, d'une structure molle et spongieuse; principalement les femmes à l'époque de la cessation des menstrues, quelquefois aussi des jeunes filles nées de parens goutteux, à l'âge de la puberté.

Il y a certaines causes qui favorisent très-particulièrement la formation de l'espèce de goutte dont je parle, par exemple, les fièvres d'accès, la suppression d'évacuations sanguines, la répercussion d'éruptions cutanées, etc. C'est pour cette raison qu'on a donné à cette maladie le nom de goutte *fausse symptomatique*. Cependant cette circonstance ne peut d'aucune manière nous autoriser à séparer cette maladie de la goutte véritable, vu que les mêmes causes énoncées ci-dessus peuvent donner lieu à la formation d'une goutte régulière des articulations, et que d'un autre côté l'expérience nous apprend journellement que des causes d'une nature très-différente peuvent produire le même dérangement dans l'organisme de l'homme.

La marche et les symptômes de la goutte imparfaite ressemblent souvent tellement à ceux du rhumatisme, qu'il est impossible d'indiquer avec précision les caractères distinctifs de ces deux maladies.

Les évacuations sanguines volontaires et des transpirations qui surviennent le matin, procurent souvent beaucoup de soulagement dans cette espèce de goutte, et paraissent notamment empêcher sa terminaison en goutte régulière.

2. GOUTTE ATONIQUE.

Le siége de cette espèce de goutte n'est point dans les articulations; quelquefois elle ne se manifeste que par les mêmes symptômes qui précèdent ordinairement les accès de goutte régulière, et que nous avons décrits plus haut sous le nom de symptômes précurseurs; mais alors ces symptômes sont plus violens et d'une durée plus longue que lorsqu'ils ne sont que les précurseurs d'un accès de goutte. D'autres fois la goutte atonique se produit sous la forme d'un très-grand nombre d'affections. Alors elle attaque de préférence les parties membraneuses, principalement les membranes muqueuses. Cette prédilection, si on veut bien me permettre cette expression, constitue, pour ainsi dire, un caractère particulier de la goutte atonique et de la goutte répercutée dont nous parlerons plus bas.

La goutte atonique se manifeste surtout chez les individus qui ont déjà éprouvé de fréquens accès de goutte. Quelquefois cependant la maladie prend ce caractère de très-bonne heure ; alors le diagnostic ne présente pas de grandes difficultés, car il n'est guères possible de méconnaître le passage d'une goutte ordinaire des articulations à d'autres maladies ; mais il arrive souvent qu'aucun accès régulier ne précède la goutte atonique, et alors le diagnostic est infiniment plus difficile.

Pour reconnaître avec plus ou moins de probabilité la nature goutteuse d'une maladie quelconque, il faut examiner si la constitution du malade est telle qu'elle se manifeste chez les personnes atteintes de la goutte, s'il en a la disposition héréditaire, si le climat du pays qu'il habite favorise particulièrement cette maladie (constitution endémique), si certaines causes, principalement une vie luxurieuse et des excès de table ont influé sur le malade. En outre, il faut observer la nature même des symptômes, qui ont cela de particulier, qu'ils attaquent de préférence les parties membraneuses, muqueuses, qu'ils se manifestent par paroxismes, qu'ils sont éveillés par des causes qui nuisent à la libre fonction de la peau; par exemple, par des influences de climat, l'humidité, le froid; de même par des irrégularités dans la manière de vivre, par des passions, une application trop forte des facultés intellectuelles, etc. Il faut encore examiner si les médicamens qui d'ordinaire soulagent dans la goutte, sont favorables ou défavorables; si le malade ressent de temps en temps des douleurs rhumatismales et goutteuses, quand même elles seraient légères et passagères, s'il rend des urines troubles qui déposent un sédiment terreux, calcaire; des filamens blanchâtres, presque transparens, qui nagent dans l'urine, et par fois une difficulté particulière d'uriner, sont, dans quelques cas, des symptômes diagnostics assez sûrs de la goutte atonique.

3. GOUTTE RÉPERCUTÉE.

Un accès de goutte sur le point de commencer peut être étouffé dans sa naissance.

D'autres fois, l'accès parfaitement formé, est subitement répercuté au milieu de sa marche.

Il s'ensuit des affections graves d'organes généreux, internes, et même de systèmes entiers.

Quant à la nature, au siége, etc., de ces affections, ils ne diffèrent, pour ainsi dire, pas de ceux de la goutte atonique.

Le diagnostic ne présente point de difficultés, vu l'existence antérieure d'accès de goutte régulière; cependant il arrive quelquefois que les diverses affections causées par une goutte répercutée, ne se manifestent que long-temps après cette suppression, ce qui rend le diagnostic plus difficile. Dans ces cas, les symptômes diagnostics de la goutte atonique, indiqués ci-dessus, peuvent également nous aider à reconnaitre une goutte répercutée.

4. GOUTTE VAGUE, ERRANTE.

Quelquefois la goutte régulière ne se borne pas à une seule articulation, mais elle se porte alternativement sur plusieurs, et cela souvent dans le même accès; d'autrefois elle n'attaque point du tout les articulations, mais elle produit sur toute la surface du corps et même dans des parties internes des maladies très-diverses et généralement très-douloureuses : c'est ce qu'on a appelé goutte vague.

Lorsqu'elle attaque une partie interne, on peut en quelque sorte la considérer comme une goutte répercutée. Lorsqu'elle se porte sur une partie externe, principalement sur les muscles, elle ne se distingue point du rhumatisme ; ces raisons nous autorisent à ne point regarder cette maladie comme une espèce particulière de goutte.

LA DESCRIPTION

Des diverses affections que cause *la goutte atonique, répercutée et errante*, présente des difficultés presque insurmontables à cause de l'extrême variété des symptômes, etc.

En effet, je ne connais presqu'aucune maladie qui ne puisse être quelquefois de nature goutteuse. C'est là peut-être la raison qui a fait que cette description si importante, si nécessaire pour la pratique, a été de tout temps beaucoup trop négligée : essayons d'éclairer et de parcourir cet immense labyrinthe.

§. D'abord la goutte occasionne fréquemment des douleurs dans *les parties externes*. Il est vrai que ces douleurs ne diffèrent souvent guère de la forme du rhumatisme chronique invétéré, surtout lorsqu'elles siégent dans les muscles; malgré cela, leur traitement est bien plus conforme à celui de la goutte. On pourrait les appeler *affections rhumatico-goutteuses*.

De préférence, elles attaquent les parties membraneuses; ainsi, en se portant sur le *fascia lata* de la cuisse, comme il arrive fréquemment, elles enveloppent, pour ainsi dire, toute cette partie. Quelquefois, elles pénétrent dans l'intérieur des muscles, d'autres fois elles se bornent à l'aponévrose d'un seul muscle, alors elles prennent la forme du *lumbago*, etc.

Lorsque ces douleurs deviennent excessivement violentes, qu'elles prennent un caractère nerveux, qu'elles suivent même évidemment le cours des nerfs, alors elles siègent fréquemment dans les enveloppes des nerfs. Dans ce cas, les parties s'enflamment de la même façon que les ligamens dans la goutte régulière des articulations, et de cette inflammation résultent des exsudations lymphatiques, épanchemens d'eau que l'on trouve quelquefois autour des nerfs. La *sciatique nerveuse de Cotunni*, *la prosopalgie* (douleur de la face) *de Fothergille*, et beaucoup d'autres affections douloureuses des parties molles proviennent souvent de la même cause.

Cependant, il faut bien se garder de croire que ces diverses maladies soient toujours d'origine goutteuse, souvent elles sont de nature simplement nerveuse.

Le périoste est sans contredit le siège le plus ordinaire de ces douleurs habituelles de goutte. C'est ainsi que les os longs et principalement le tibia deviennent douloureux dans toute leur longueur, et même intérieurement, et que les plus vives douleurs surviennent à l'olécrâne, à la rotule du genou, aux mâchoires et jusque dans les cavités des dents.

Cette *odontalgie goutteuse* est souvent accompagnée de la formation d'une quantité très-considérable de tartre sur les dents. Des cavités des dents la maladie se communique aux nerfs de la mâchoire; communément elle entraîne bientôt la carie, et quelquefois on la voit alterner avec des douleurs errantes dans les membres, même avec des accès de goutte dans les mâchoires.

La *céphalalgie* (douleur de tête) *goutteuse* a souvent son siége dans le péricrâne. Quelquefois cette douleur est bornée aux sutures du crâne, et les malades, pour indiquer le siége de leurs souffrances, désignent exactement le cours de ces sutures. D'autres fois le siége de cette douleur est dans le périoste interne, et même dans la dure-mère : alors les parties externes ne souffrent aucunement. La douleur survient souvent périodiquement à certaines heures du jour ou de la nuit ; et, lorsqu'elle dure long-temps, elle cause des vertiges, un état soporeux, et jusqu'à des accidens apoplectiques. J'ai guéri, à l'aide de ma méthode curative de la goutte, les douleurs les plus violentes de ce genre, dont la marche était parfaitement périodique, et qui avaient résisté à tous les calmans et à tous les nervins du monde. D'autres fois je les ai vu disparaître à la suite d'accès réguliers de goutte.

De telles affections dans l'intérieur du

crâne s'annoncent quelquefois par une espèce de fourmillement dans le front, par de fréquens éternûmens, par une sécheresse et une démangeaison dans les narines, etc.

La *migraine* n'est souvent qu'une espèce particulière de douleur goutteuse, dont le siége principal est dans les extrémités tendineuses et aponévrotiques des muscles de la tête. Quelquefois elle se borne à une partie très-circonscrite ; d'autres fois elle s'étend jusqu'à la nuque et aux épaules ; souvent elle occupe si exactement la moitié de la tête, qu'elle la partage par le milieu du nez et de l'occiput. Fréquemment ses accès sont précédés par un dégoût, des nausées, une anxiété dans le creux de l'estomac, des vomissemens, des aigreurs, des spasmes douloureux dans l'estomac ; quelquefois par un appétit très-fort, une vraie faim canine. Lorsque l'accès est sur le point de commencer, les malades ressentent des frissons, des lassitudes ; les battemens du pouls sont petits et spasmodiques ; alors commencent des douleurs violentes, tiraillantes, ordinairement accompagnées de vertiges, de bourdonnemens dans les oreilles, d'obscurcissement de la vue et d'autres altérations des sens. Le malade est incapable de toute application d'esprit; son découragement, son abattement sont extrêmes. Sur la fin, il survient quelquefois une transpiration d'une odeur très-forte; d'autres fois, une abondante sécrétion de salive ou de larmes qui soulagent le malade.

Ces diverses affections douloureuses, d'origine goutteuse, proviennent souvent, surtout lorsqu'elles siégent dans le périoste, d'une inflammation particulière de ces parties, semblable à celle de la goutte chronique des articulations; une preuve en est l'enflure œdémateuse qui se manifeste fréquemment à la partie affectée, et qui donne quelquefois aux personnes atteintes de la migraine, un air vraiment cachectique. Ce qui le prouve encore, ce sont les tumeurs des os, d'abord molles, qui durcissent de plus en plus et dégénèrent à la fin en vraies exostoses. Tous ces phénomènes ne sont qu'une suite de l'exsudation, terminaison de l'inflammation. Les exostoses goutteuses se forment le plus souvent au tibia et aux côtes.

§. D'autres fois la goutte produit *des inflammations aiguës dans les parties internes et externes.* Le diagnostic est facile lorsque ces affections surviennent à la suite d'un accès de goutte subitement arrêté et répercuté. Mais il présente souvent de très-grandes difficultés, lorsque ces diverses affections remplacent les accès réguliers de goutte.

Pour nous guider dans ces cas difficiles, il faut avant tout soigneusement examiner si les maladies en question se manifestent après une interruption plus ou moins longue dans l'apparition des accès de goutte, si elles surviennent à une époque à laquelle on devait s'attendre à un accès, etc.

On observe même, quoiqu'assez rarement, des inflammations goutteuses, qui n'ont été précédées d'aucun accès de goutte, et dont le diagnostic est infiniment difficile.

Il y a cependant quelques indices qui peuvent nous diriger dans ces cas obscurs, pour reconnaître la nature arthritique de l'inflammation. Ce sont d'abord les symptômes généraux de la goutte atonique et de la cachexie arthritique. En outre, on trouve quelquefois un sédiment rougeâtre dans l'urine. La marche de l'inflammation diffère de celle des inflammations ordinaires; elle est très-lente, de manière que la suppuration et d'autres terminaisons inflammatoires n'arrivent que très-tard ou point du tout. La fièvre n'est pas très-forte et nullement proportionnnée à la violence de l'affection locale.

L'érysipèle est une des formes les plus ordinaires de l'inflammation goutteuse. Il se montre très-souvent à la face, et dans d'autres parties, des érysipèles habituels, dont la mobilité est souvent extrême, qui se terminent quelquefois par la suppuration, ne produisent généralement qu'une enflure assez légère, et tourmentent parfois les malades pendant une longue suite de mois et d'années. A l'aide de ma méthode curative, je les ai combattus avec le plus grand succès; d'autres fois je les ai vu disparaître à l'apparition d'accès réguliers de goutte.

Assez souvent ces érysipèles sont un symptôme de la goutte atonique; souvent ils alternent avec les accès de goutte réguliers, leur succèdent, etc., et dans les récits que les personnes atteintes de la goutte depuis long-temps font de leurs maux, ces affections jouent ordinairement un des premiers rôles.

On rencontre également une *esquinancie arthritique*. Quelquefois elle se manifeste pendant le cours d'un accès violent de goutte; d'autres fois peu de temps après la fin de l'accès. Dans certains cas, elle remplace même l'accès, et alors nous observons à sa suite les mêmes phénomènes qu'on remarque après la goutte : même appétit, même gaîté, etc. Quelquefois des esquinancies habituelles décèlent à la fin leur origine arthritique en se terminant par des accès de goutte régulière dans les articulations.

Pour reconnaître la nature goutteuse d'une esquinancie, il faut examiner si elle a été précédée de dégout et d'autres dérangemens de l'estomac, d'une envie continuelle de dormir, de douleurs errantes dans les membres, et surtout d'un engourdissement tout particulier de ces parties.

Les *ophthalmies* (inflammations d'yeux) goutteuses sont des maladies extrêmement fréquentes. Leur siége principal est dans les membranes muqueuses de l'œil, la conjonctive et la sclérotique. De là vient qu'elles sont accompagnées de peu de rougeur, mais de violentes douleurs, et qu'elles apparaissent généralement sous la forme chronique; souvent elles se fixent de préférence aux bords des paupières, et y causent communément des cuissons et des démangeaisons extrêmement fortes; quelquefois l'œil est très-sec, d'autrefois il rend une grande quantité de larmes très-âcres.

Ainsi que les autres affections arthritiques, ces ophthalmies sont susceptibles d'être subitement supprimées et répercutées sur les parties internes de l'œil; alors on voit souvent des cataractes et des gouttes sereines se développer avec une très-grande rapidité.

J'ai observé un très grand nombre d'inflammations d'yeux d'origine goutteuse; souvent les traitemens les mieux combinés, les remèdes les plus vantés contre les maux d'yeux, tout avait été mis en usage, mais en vain; ce n'est qu'à l'aide d'une application suivie de ma méthode curative, que j'ai pu triompher de ces maladies douloureuses et opiniâtres. Il serait beaucoup trop long d'entrer dans le détail du diagnostic et du traitement de toutes les affections arthritiques de l'œil ; cette seule matière suffirait pour composer un volume tout entier.

L'inflammation aiguë de l'estomac est quelquefois la suite d'une goutte subitement arrêtée, principalement aux pieds; les symptômes sont presque les mêmes que ceux qui suivent l'introduction des poisons âcres dans l'estomac.

On observe également des *inflammations aiguës des intestins* causées par la même répercussion; d'autrefois ces affections se manifestent dans *le foie*, *les reins*, *la rate*, *la matrice*, *la vessie*, *le poumon*, *la plèvre*, etc. Le choléra-morbus, si violent et si dangereux, qui survient à la place d'un accès de goutte ou qui se déclare après qu'il a été subitement supprimé, paraît également n'être qu'une inflammation dans le canal intestinal.

Cependant il faut remarquer que les affections inflammatoires de ces divers organes, causées par une goutte atonique ou répercutée, ne prennent que rarement la forme aiguë. Ordinairement la marche de ces maladies est très-chronique. En général, l'inflammation goutteuse est le plus souvent lymphatique, ce qui fait qu'elle n'attaque que rarement le parenchyme des organes, et que son siége principal est dans leurs parties et leurs enveloppes membraneuses; par exemple, le péritoine, la plèvre, le péricarde, etc. C'est cette inflammation chronique lymphatique, plus ou moins semblable à celle des articulations dans la goutte régulière, qui paraît constituer la véritable nature de la plupart des affections arthritiques internes. Cette assertion se trouve confirmée par les exsudations, les durcissemens et autres désorganisations fréquentes des maladies en question; ce principe est de la plus haute importance pour la pratique.

§. La goutte peut aussi occasionner divers *écoulemens muqueux*. Les plus fréquens d'entr'eux sont *la perte blanche* et *la gonorrhée arthritiques*.

Cette anomalie se manifeste principalement chez les personnes atteintes d'une goutte invétérée.

Quelquefois, on observe que ces écoulemens arthritiques des organes sexuels augmentent le soir; d'autres fois, ils sont accompagnés de douleurs dans les membres, qui empirent également vers le soir.

Le mucus qui s'écoule est ordinairement très-âcre; il cause de l'inflammation et des douleurs cuisantes très-fortes: il est verdâtre ou d'un vert jaunâtre, et d'ordinaire assez épais; quelquefois cependant, surtout chez les femmes, il est très-aqueux et très-abondant, et il ressemble au petit lait quant à la couleur et à la consistance. Au reste, ce que le médecin doit examiner avant tout, c'est l'origine et la marche de la maladie, ainsi que ses rapports avec d'autres affections arthritiques de l'individu.

En effet, les écoulemens dont il est question succèdent souvent aux accès de goutte, ou alternent avec eux. Fréquemment j'ai eu occasion de m'en convaincre : entre autres, j'ai traité un homme de cinquante-deux ans, anciennement atteint de la goutte; depuis cinq ans aucun accès n'avait paru, mais il souffrait une ou deux fois par an d'une gonorrhée très-forte et extrêmement douloureuse, dont la durée se prolongeait quelquefois pendant plus de trois mois. Un autre individu de soixante-six ans, avait une gonorrhée assez forte qui durait depuis plus de deux ans, et l'avait réduit dans un état de véritable consomption ; de temps en temps il éprouvait des douleurs vagues, principalement aux reins et aux genoux. Une dame était atteinte d'une perte blanche qui depuis quatre ans l'incommodait de toutes manières ; dans ce laps de temps, un violent accès de goutte aux pieds et aux genoux qui l'avait forcée de garder le lit pendant près de deux mois, l'avait débarrassée de cette perte pendant sept mois. Une dame de vingt-huit ans, née d'un père goutteux, souffrait depuis l'âge de vingt-un ans d'une perte blanche plus ou moins forte ; de temps en temps il lui venait des enflures peu douloureuses aux mains et aux genoux, d'autres fois une diarrhée assez forte qui durait toujours de huit à quinze jours. Dans le traitement de ces maladies, tous les baumes et tous les astringens ne produisent ordinairement aucun effet. Quelquefois je les ai vu causer des accidens très-graves. Après m'être bien convaincu de la nature goutteuse de ces affections, je les ai constamment combattues, et cela avec le succès le plus satisfaisant, par l'emploi de ma méthode curative de la goutte.

Les blennorrhées de l'estomac, du canal intestinal et du rectum, sont souvent de nature goutteuse et se manifestent fréquemment chez des personnes attaquées de la goutte depuis long-temps sur la fin de leur carrière.

Bien plus souvent la goutte occasionne une *blennorrhée des reins et de la vessie, catarrhe de la vessie.* Cette maladie peut même en quelque sorte être regardée comme un des symptômes ordinaires de la goutte, car, dans un très grand nombre de cas, des urines chargées de mucus précédent, accompagnent ou suivent les accès de goutte, ce qui fait que quelques-uns les ont comptés parmi les symptômes diagnostics de cette maladie. Je ne puis m'empêcher de rapporter ici un cas vraiment extraordinaire que j'ai observé.

Une dame, née de parens goutteux, mais qui n'avait jamais souffert aucune atteinte de cette maladie, rendait continuellement depuis près de quatre ans une très-grande quantité de mucus par les urines. Pendant assez long-temps, j'examinai ces urines tous les matins. Constamment, j'y trouvai une quantité prodigieuse de mucus blanc, dont la consistance était parfaitement semblable à celle d'une gelée très-épaisse. Peu d'urine très-claire nageait sur cette mucosité, dont le poids, que j'ai examiné plusieurs fois, surpassait quelquefois celui d'une demi-livre, et cela au bout d'une seule nuit. Cette maladie n'était autre chose qu'une anomalie de goutte ; deux mois m'ont suffi pour la détruire radicalement.

On observe un *catarrhe arthritique du nez et des organes de la respiration*, qui remplace les accès de goutte régulière ou alterne avec eux. J'ai guéri un jeune homme, qui depuis huit ans avait très-souvent dans l'année un écoulement muqueux très fort par les narines, qui l'empêchait entièrement de respirer par le nez. Deux fois pendant ce temps il avait éprouvé un accès de goutte, pendant lequel le catarrhe du nez disparaissait entièrement.

Il n'est point rare de voir le catarrhe arthritique des organes de la respiration dégénérer en une véritable phthisie pituiteuse.

§. Diverses hémorragies peuvent également être les suites de la goutte.

Quelquefois, quoiqu'assez rarement, on a vu la goutte causer de violens *saignemens par le nez, des crachemens et des pissemens de sang très-forts, des hémorragies de matrice*, etc. Beaucoup plus souvent, *les hémorroïdes* sont de nature arthritique au point que, lorsqu'elles sont accompagnées d'une disposition à la mélancolie, on les a regardées comme un sûr indice de la constitution goutteuse. Fréquemment on voit des accès de goutte succéder à la suppression des hémorroïdes, ou des affections arthritiques disparaître subitement dès qu'un flux hémorroïdal se manifeste; c'est ce qui a fait croire à Stahl qu'une application réitérée de sangsues à l'anus pouvait opérer la cure radicale de la goutte. Même après l'apparition d'hémorroïdes confluentes, les douleurs de goutte les plus violentes cessent quelquefois tout-à-coup. Ce changement de la maladie n'est cependant pas toujours aussi favorable qu'on devrait penser, parce que les varices hémorroïdales sont très-sujettes à une inflammation érysipélateuse, qui se termine quelquefois par la gangrène.

§. Les *ulcères* sont souvent un symptôme de la goutte régulière. Ils empirent et s'améliorent périodiquement, c'est-à-dire avec les commencemens et les fins d'accès. Dans ces cas, le diagnostic est très-facile.

Le plus souvent, ils se forment dans le voisinage des articulations, là où siègent les nodus, et pendant un violent accès de goutte, lorsque l'inflammation se termine plus ou moins rapidement par la suppuration.

D'ordinaire, ces ulcères sont extrêmement opiniâtres, et ne guérissent généralement qu'après l'évacuation des matières calcaires déposées dans les parties environnantes, ce qui ne peut se faire qu'à la longue, parceque les cellules du tissu cellulaire ne communiquent entr'elles que par de très-petites ouvertures. Sur la fin, ces ulcères prennent souvent un caractère pernicieux, et entraînent un état cachectique, qui peut devenir mortel.

Quelquefois, ces ulcères sont dans un rapport antagonistique avec d'autres affections goutteuses, de manière que ces dernières se manifestent lorsque les ulcères s'amendent ou guérissent, ou que les ulcères se forment lorsque les autres affections cessent.

Quelquefois, sans qu'aucun accès de goutte régulière ait eu lieu, la cachexie arthritique ne se prononce que sous la forme d'un ou de plusieurs ulcères. Le diagnostic de ces cas est assez difficile. Cependant la marche, le siége et le caractère des ulcères nous donnent souvent des indices assez sûrs.

Les ulcères arthritiques se manifestent le plus souvent aux extrémités inférieures et dans le voisinage des articulations, plus fréquemment chez les hommes que chez les femmes, et toujours à un âge déjà avancé, rarement avant la quarantième année (ce qui n'arrive que chez des personnes d'une constitution arthritique très-prononcée).

En outre, ils sont très-opiniâtres sans que leur caractère local puisse nous expliquer cette opiniâtreté ; les moyens curatifs ordinaires ne suffisent aucunement.

Périodiquement, et presque par paroxismes, ces ulcères deviennent très-douloureux, et en général ils empirent lorsque le malade s'expose à certaines influences qui sont également capables de produire un accès de goutte ; par exemple, dans l'automne, lorsque la température est humide et froide, après des réfroidissemens, surtout des pieds, après des excès, principalement en boissons spiritueuses.

Quant au caractère local, voici ce qui le distingue : leur fond est large, inégal et s'étend rapidement; leurs bords sont pâles, durs, bourrelés, souvent calleux; ils rendent un ichor aqueux et tellement âcre, qu'il corrode les parties voisines et noircit souvent le linge qui sert au pansement.

Plusieurs fois j'ai vu survenir des affections graves lorsque, par un traitement purement local des plaies de ce genre, on était malheureusement parvenu à les faire clôre. Une fois entr'autres, la suppression d'un ulcère arthritique avait été suivie d'une oppression qui, en empirant progressivement, mit le malade en danger d'étouffer. J'employai les sinapismes, les vésicatoires, la cautérisation de la jambe, les bains de vapeurs, etc., et parvins à soulager un peu le malade. Alors, sans perdre de temps, je dirigeai mon traitement contre la goutte.

Au bout de trois mois et demi, le malade jouissait d'une santé très-bonne. Pendant ce temps, l'ulcère s'était rouvert, mais à la fin de la cure un traitement local très-simple suffit pour le guérir, sans qu'il survînt le moindre dérangement. Quatre ans après, j'ai revu ce même malade, qui jusque là s'était parfaitement bien porté. Au bout de cinq ans, à dater du moment où je l'avais vu la dernière fois, je lui écrivis pour savoir de ses nouvelles, et dans sa réponse, il me fit le tableau le plus riant de l'état de sa santé.

§. Assez souvent *des fièvres* d'accès alternent avec des accès de goutte, les précèdent ou leur succèdent.

On a vu, à la suite de la suppression d'un flux hémorroïdal, survenir une fièvre d'accès, et celle-ci disparaître après un violent accès de goutte. Sénac compte le podagra répercuté parmi les causes de la fièvre tierce.

Bien plus souvent, la fièvre quarte est une anomalie de la goutte ; la plupart de ces fièvres sont causées par des désorganisations dans les organes de l'abdomen, ce qui explique assez leur affinité avec la goutte.

On observe des accès de goutte régulière qui sont précédés par quelques accès d'une fièvre intermittente. En général, on ne peut méconnaître une certaine ressemblance entre les accès de goutte et les fièvres d'accès, surtout quant aux qualités particulières des transpirations et des urines critiques:

Parmi les fièvres continues, celles dont la source est une reproduction vicieuse, surtout des organes de l'abdomen, sont quelquefois des anomalies de la goutte. De ce nombre, sont principalement les fièvres muqueuses, si opiniâtres, qui se manifestent de préférence au printemps et dans l'automne à la place des accès ordinaires de goutte, et qui se terminent souvent par des fièvres lentes. De même les fièvres biliëuses, auxquelles le célèbre Stoll trouvait tant d'analogie avec la goutte, qu'il penchait à ne voir dans ces deux affections que deux formes d'une seule et même maladie. Dans ces sortes de fièvres, ainsi que dans celles qui accompagnent les accès réguliers de goutte, on trouve quelquefois dans le sang tiré d'une veine, de très-petits grains d'une substance calcaire. Dans l'état pituiteux, on en a trouvé dans la lymphe, quelquefois dans les transpirations. Je me borne à rapporter deux cas assez extraordinaires.

Je fus consulté par un malade atteint d'une fièvre quarte depuis treize mois. Je lui conseillai le petit lait avec le suc de cresson et de fumeterre. A la place du cinquième accès, il survint au malade une douleur très-violente avec enflure au pied. Sur cet indice, et le malade m'ayant appris que son père avait eu la goutte, et que son frère en avait déjà eu plusieurs accès, je dirigeai mon traitement contre la goutte, et le succès en fut complet.

Un autre de mes malades était atteint d'une fièvre continue, dont les principaux symptômes étaient un état soporeux et de violentes douleurs dans les extrémités inférieures; ces deux symptômes alternaient de telle manière qu'à mesure que les douleurs commençaient et augmentaient, l'état soporeux diminuaït et cessait insensiblement, *et vice versa.* Jusque-là le malade avait pris des accès de goutte régulièrement deux fois par an. Le dernier accès n'avait pas paru, parce que le malade avait été obligé de faire un voyage pendant un temps très-humide et froid; trois semaines après se déclara la fièvre dont je viens de parler. Le malade lui-même attribuait sa maladie à une goutte rentrée, ce qui a été pleinement justifié par l'heureux succès du traitement anti-anthritique.

§. Diverses affections *de l'estomac et du*

canal intestinal sont les anomalies les plus fréquentes de la goutte; cela s'explique par la manière dont j'envisage la cause première de la goutte (voyez plus bas).

La goutte de l'estomac et du canal intestinal se manifeste sous des formes très-diverses, d'où il vient que le diagnostic présente de très-grandes difficultés. Le plus souvent on observe différens dérangemens de l'estomac semblables à ceux qui sont les précurseurs ordinaires de la goutte, seulement ils manifestent un plus haut degré d'intensité. Ainsi nous voyons un manque d'appétit, et même un dégoût pour toutes sortes d'alimens; des nausées; un gonflement de la région de l'estomac accompagné d'une espèce de serrement et d'une chaleur toute particulière dans les entrailles; une anxiété dans l'épigastre, qui dégénère quelquefois en vraie cardialgie. En outre les malades se sentent très-faibles, leur pouls est petit, intermittent, leur humeur très-noire; ils sont extrêmement dérangés et très-enclins à la colère. Les symptômes en augmentant d'intensité produisent facilement des symptômes consensuels dans la poitrine et la tête; par exemple, une oppression, une plénitude et une pesanteur dans la poitrine, une toux, des baillemens, des douleurs de tête, des vertiges, etc.

Le spasme d'estomac, lorsqu'il est causé par la goutte, est des plus violens ; il dégénère facilement en vraie gastrite, et peut alors devenir très-dangereux. Souvent il est accompagné d'efforts extrêmement pénibles de vomir (tels qu'on les voit quelquefois chez les femmes enceintes), auxquels se joint une contraction très-douloureuse de la région de l'estomac, à la suite desquels le malade ne rend qu'un peu d'eau (le waterpangs des Anglais).

Un *vomissement chronique* accompagne quelquefois les symptômes indiqués ci-dessus, ou s'y joint lorsqu'ils ont duré quelque temps ; quelquefois il ne provient que d'une irritation nerveuse des parties affectées ; mais, dans d'autres cas, il peut être causé par une désorganisation des membranes de l'estomac, surtout dans la région du pilore et du cardia, désorganisation qui est la suite de l'inflammation goutteuse chronique.

Le *soda* et la *pyrosi* sont quelquefois de nature arthritique; d'autres fois la goutte occasione une maladie toute opposée, je veux dire cet état où le malade éprouve une sensation très-pénible de froid dans l'estomac et l'œsophage.

On a observé une contraction spasmodique de l'œsophage, occasionée par la goutte, qui rendait toute déglutition absolument impossible.

La *faim canine* est quelquefois causée par une acrimonie arthritique. On l'a vu survenir si subitement, qu'à moins d'être apaisée sur le champ, elle était suivie de nausées, de douleurs d'estomac très-fortes, et à la fin d'un violent vomissement de bile et de pituite.

Il existe également une *colique goutteuse;* ordinairement elle suit les symptômes dyspeptiques indiqués plus haut, lorsqu'ils empirent ou qu'ils ont duré pendant très-longtemps. De telles coliques ne sont pas très-graves, lorsqu'elles siégent dans les parois externes de l'abdomen; mais lorsque leur siége est dans les entrailles, les symptômes deviennent alarmans. Ordinairement il s'y joint un gonflement du ventre, tel que dans la tympanite; une oppression de la poitrine, un froid des extrémités, un grand affaissement, et même des convulsions. Quelquefois ces coliques ne s'étendent que sur une très-petite partie du ventre. Elles dégénèrent facilement en inflammations, et peuvent par là devenir mortelles. Par la même raison, elles produisent souvent des rétrécissemens du canal intestinal.

Il y a une autre espèce de colique goutteuse, dont la marche est plus chronique, et dont le siége est dans la région de l'épine du dos. Les personnes qui en sont atteintes sont constipées, ou n'ont que des selles très peu abondantes; leur nombril est retiré, quelquefois les extrémités inférieures se paralysent; leur teint est livide, tout le ventre sensible et tendu, le pouls extrêmement petit et spasmodique; les malades manifestent une grande tristesse et beaucoup de découragement, quelquefois ils sont saisis de convulsions générales. Cette espèce de colique a la plus grande ressemblance avec la colique de Poitou.

Les *diarrhées goutteuses* se joignent assez souvent aux coliques goutteuses ordinaires; elles se manifestent de préférence dans l'automne, et sont quelquefois des évacuations critiques très-salutaires dans les coliques goutteuses, surtout lorsqu'elles ne sont pas trop fortes; mais lorsque ces diarrhées deviennent habituelles, alors elles sont très-dangereuses et proviennent communément d'une espèce de blennorrhée du canal intestinal; alors les selles répandent une odeur très-forte et sont d'une couleur grise. A la suppression d'une goutte régulière des articulations, on a vu succéder des affections très-graves des organes de l'abdomen, qui se manifestaient par paroxismes et ne cessaient qu'après l'évacuation d'une matière calcaire par le rectum.

Les anomalies de goutte, qu'on a désignées sous le nom de *dyssenteries goutteuses*, diffèrent essentiellement des dyssenteries ordinaires. Elles ne sont communément que des écoulemens muqueux chroniques du rectum ou des évacuations sanguines de la partie inférieure du canal intestinal, parfaitement analogues aux hémorroïdes muqueuses et sanguines fluentes; elles se manifestent sans douleurs ni inflammation considérables; ainsi que les hémorroïdes, elles sont quelquefois salutaires : diverses maladies et même la goutte disparaissent à leur apparition. C'est dans ce sens qu'il faut entendre Hippocrate, lorsqu'il dit : *podagras inveteratas dyssenteriæ sanant.* D'autres fois au contraire, nous voyons la suppression de la goutte être suivie d'hémorragies très-violentes du canal intestinal, accompagnées d'une extrême faiblesse, de défaillances, d'un froid glacial des extrémités, etc.; quelquefois ces hémorragies deviennent subitement mortelles ; ordinairement elles sont précédées de dérangemens graves des organes de l'abdomen.

Lorsque les diverses affections dont je viens de parler, et principalement celles de l'estomac ont été causées par une répercussion subite de la goutte des articulations, elles sont généralement très-graves, et présentent le danger le plus urgent. Il n'est même pas rare de voir des personnes atteintes de dérangemens d'estomac d'aucune gravité apparente, être surprises par une mort aussi prompte que la foudre; d'autres fois les malades éprouvent un froid dans la région de l'estomac, des défaillances; ils perdent connaissance, et ces symptômes sont rapidement suivis de la mort.

Lorsque les affections de l'estomac sont

plutôt des symptômes d'une goutte atonique alors elles alternent le plus souvent avec des apparitions de goutte dans les articulations, ou elles se manifestent en même temps que celles-là, et elles ne sont dans ce cas qu'une espèce de goutte vague. C'est ainsi qu'elles se montrent principalement chez les personnes goutteuses depuis long-temps. Elles manquent rarement tout-à-fait dans la goutte irrégulière chronique, lorsqu'aucun symptôme d'une goutte formée ne les précède ni les accompagne. Il est très-difficile de reconnaître leur nature goutteuse, et le diagnostic ne peut quelquefois se baser que sur les indices de la disposition et de la cachexie arthritiques.

Fréquemment j'ai pu me convaincre de l'efficacité de ma méthode curative de la goutte contre de telles affections chroniques extrêmement opiniâtres de l'estomac et du canal intestinal, lorsqu'elles étaient d'origine goutteuse; d'autres fois je les ai vu disparaître après l'apparition d'accès réguliers de goutte, ou après l'évacuation habituelle et très-abondante d'une substance calcaire par les urines.

§. La cachexie goutteuse se manifeste peut-être aussi souvent par des affections locales *des voies urinaires* que par celles des articulations. Déjà la description de la goutte régulière des articulations nous a appris que, dans cette maladie, les voies urinaires sont presque toujours considérablement intéressées, ce qui explique pourquoi les anomalies de goutte se déclarent si fréquemment dans ces organes. Les personnes atteintes d'une goutte invétérée, éprouvent presque sans exception des difficultés ou des douleurs en urinant, des blennorrhées des reins et de la vessie qui alternent principalement avec les accès de goutte. La gravelle et le calcul sont si souvent et si intimement liés avec la goutte, que l'on peut dire que, dans la plupart des cas, ces maladies sont de nature goutteuse.

Lorsque la goutte atonique ou répercutée se porte sur les reins, elle attaque souvent moins la substance même de ces organes que leur enveloppe membraneuse et le tissu cellulaire qui les avoisine; le malade éprouve de fortes douleurs dans la région lombaire, des fatigues dans certaines positions et certains mouvemens du corps. Ces douleurs augmentent quelquefois au coucher et sont accompagnées d'une légère enflure au dehors; aucun dérangement très-apparent dans la fonction des voies urinaires ne se manifeste. On confond facilement cet état avec un simple lumbago; quelquefois on l'attribue à une chute ou un coup; même lorsque les douleurs sont plus internes et qu'elles s'étendent dans tout le ventre; on les prend souvent pour une simple colique, mais en examinant avec quelqu'attention les urines du malade, on les trouvera d'une couleur très-foncée; peu à peu elles commencent à charrier du mucus, quelquefois elles déposent du sable et même de petits calculs. Aux autopsies cadavériques on trouve quelquefois des concrétions terreuses et pierreuses dans le voisinage et dans la membrane externe des reins.

Souvent la goutte se porte sur la vessie, les uretères et le prostala et y cause une inflammation chronique, qui peut entraîner la suppuration et d'autres désorganisations de ses parties.

Beaucoup d'affections habituelles très-douloureuses et même dangereuses, des voies urinaires, ne sont que des suites d'une goutte atonique ou répercutée.

§. Fréquemment la goutte occasione diverses affections des *organes sexuels.*

Déjà j'ai eu occasion de parler de la perte blanche et de la gonorrhée goutteuse. Je dois ajouter ici, que principalement la gonorrhée chronique ou secondaire est très-souvent de nature goutteuse, même lors qu'elle est à la suite d'une vraie gonorrhée syphilitique. Fréquemment, j'ai vu des gonorrhées de cette espèce qui, pendant des années entières, avaient résisté à tous les remèdes imaginables, céder à l'application de mon traitement anti-arthritique.

Les rétrécissemens et d'autres désorganisations de l'urètre sont quelquefois les suites d'une anomalie de goutte.

Il existe également des tumeurs semblables aux croissances vénériennes, des furoncles, qui se terminent par la suppuration; des ulcères analogues aux chancres, dont la nature est simplement goutteuse, et qui cèdent à la méthode curative de la goutte, sans nécessiter la plus petite dose de mercure.

L'acrimonie goutteuse produit quelquefois dans les organes sexuels de l'homme, une irritation si forte qu'il en résulte des pollutions fréquentes, le priapisme, etc.

Chez les femmes, la matrice est fréquemment le siége d'affections goutteuses, lesquelles, en y entretenant un état inflammatoire chronique, peuvent entretenir diverses désorganisations, principalement des durcissemens qui cependant ne méritent pas le nom de véritables squirrhes. Ils se manifestent le plus souvent à l'âge où les menstrues cessent ou commencent à devenir irrégulières et pénibles. Le diagnostic, dans ce cas, est quelquefois très-difficile, surtout lorsqu'aucune affection goutteuse ne les précède, ni ne les accompagne. Ce qui peut quelquefois nous éclairer, est la disposition arithritiqne de la famille, l'évacuation d'urines visqueuses, déposant un sédiment muqueux, des douleurs rhumatismales ou goutteuses, quoique légères et passagères, que le malade éprouve dans d'autres parties. J'ai vu des douleurs fixes dans la matrice, accompagnées d'un gonflement sensible de cette région, durer des années entières et paraître annoncer la formation d'un squirrhre de la matrice. Insensiblement, la douleur en changeant de place se fixa sur d'autres parties, le plus souvent sur les extrémités inférieures. Par un traitement anti-arthritique, je réussis à la dissiper complètement.

§. Diverses affections *de poitrine* sont fréquemment occasionées par la goutte. Cette anomalie est une des plus fréquentes, et ne manque que rarement chez les sujets goutteux depuis long-temps. Les formes de ces affections sont très-diverses. Ordinairement celles-là sont précédées d'une toux pénible et extrêmement fatigante, laquelle, en général, tourmente presque toutes les personnes atteintes d'une goutte invétérée. Cette toux a cela de particulier, qu'elle se manifeste souvent périodiquement dans les temps humides et froids, qu'elle est accompagnée d'une expectoration de matières d'abord blanchâtres, écumeuses, peu considérables et peu consistantes, mais qui deviennent insensiblement plus jaunes, plus abondantes et plus épaisses. De cette manière se forment les différentes espèces de dyspnée et d'asthme arthritiques.

L'asthme humide surtout est souvent de nature goutteuse. Les personnes qui en sont atteintes sont en général presque continuellement tourmentées par une toux, une respiration bruyante et une expectoration muqueuses. Tous ces symptômes augmentent à certaines époques, et s'amendent souvent visiblement à l'apparition d'un accès de goutte dans les extrémités.

A l'asthme humide ressemble une autre maladie voisine de la fausse péripneumanie, et qui se manifeste assez souvent chez des personnes âgées, douées d'une constitution pituiteuse de la potrine, d'une respiration courte et d'une disposition aux catarrhes du poumon. Les symptômes de cette maladie sont de légers mouvemens fébriles, une oppression très-forte de la poitrine, une respiration difficile, quelquefois de légères douleurs pleurétiques. Dès le commencement cet état est accompagné d'une expectoration de matières quelquefois légèrement sanguinolentes.

L'asthme sec est sujet à une périodicité plus marquée, qui survient assez souvent immédiatement après la suppression prompte d'un accès de goutte; d'autres fois il remplace ce dernier. Dans sa forme la plus intense, il faut le considérer comme un asthme paralytique (une véritable apoplexie du poumon), qui termine souvent très-rapidement la vie des personnes atteintes d'une goutte invétérée.

Les autres affections de poitrine qui affligent les personnes goutteuses depuis longtemps, occasionent quelquefois une mort semblable; d'autres fois elles dégénèrent insensiblement en une hydropisie de poitrine. Quelquefois ces personnes éprouvent des douleurs violentes et fixes sous le sternum, auxquelles se joignent des accès périodiques de suffocation, et qui proviennent probablement d'une affection goutteuse des nombreux ligamens de la surface interne du sternum. Il est facile de confondre cet état avec une angine de poitrine.

J'ai déjà parlé de la *phthisie pituiteuse* causée par la goutte. On observe également une phthisie purulente goutteuse; ordinairement elle se déclare à la suite des tubercules du poumon, causés par une goutte atonique ou répercutée. Souvent cette maladie est accompagnée de symptômes de gravelle et de calcul dans les reins et la vessie. Les tubercules goutteux du poumon s'annoncent par une oppression sèche et continuelle, par une toux sèche, par des douleurs lancinantes et passagères dans la poitrine, et par les autres symptômes de la phthisie tuberculeuse. Les crachats des malades contiennent quelquefois de ces tubercules, qui du reste se terminent encore plus souvent par une hydropisie de poitrine, ou par une véritable suppuration du poumon.

La phthisie goutteuse n'attaque pas facilement des personnes jeunes; ordinairement elle ne se manifeste que chez des personnes âgées, surtout chez les femmes à l'âge de la cessation des menstrues. Généralement la marche de cette maladie est lente : la destruction de la substance du poumon ne s'opère qu'insensiblement ; la fièvre lente surtout ne se déclare que tard. Le poumon des personnes atteintes de cette phthisie supplée en quelque sorte à un écoulement goutteux, comme un vrai cautère, qui périodiquement s'enflamme davantage et produit alors une sécrétion de pus plus considérable ; ce pus même est quelquefois d'une blancheur toute particulière et contient une très-grande quantité de parties terreuses et calcaires.

§. Comme dans la goutte il existe un mélange vicieux du sang, ainsi que je le prouverai, il n'est pas étonnant que cette maladie manifeste des rapports particuliers avec les *vaisseaux et le cœur*, centre de la circulation du sang.

Dans la goutte les membranes des vaisseaux sont atteintes d'une affection semblable à celle que les accès de goutte produisent dans les membranes des articulations.

De là viennent cette violente oppression de poitrine qui précède les accès, cette anxiété dans la région épigastrique, ce pouls spasmodique, irrégulier, inégal et déprimé, ces accès de vertige, et même cet abattement de l'âme, symptômes qui tous dépendent bien plus d'une affection particulière du cœur, que d'une souffrance du poumon.

En outre, l'augmentation du volume du corps ne peut être que la suite de l'éréthisme général du système vasculaire.

De la même source vient la grande affinité de la goutte avec le flux hémorroïdal, l'alternative de ces deux maladies, etc.

Cette irritation du système vasculaire explique, de la manière la plus satisfaisante, les phénomènes de la goutte errante.

Remarquons encore cette circonstance bien extraordinaire, que les inflammations primaires du cœur, lors même qu'elles ne sont pas de nature goutteuse, occasionnent fréquemment des douleurs dans des parties éloignées, et nous trompent même par les symptômes d'un accès de goutte.

Il ne faut donc point s'étonner de ce que la goutte donne si souvent lieu à des maladies organiques du cœur, et de ce que notamment l'inflammation goutteuse des articulations se rejette si fréquemment sur le cœur, sur ses membranes internes et leurs continuations, sur les terminaisons tendineuses de ses muscles, ainsi que sur les membranes des vaisseaux, ce qui peut occasionner des dépôts d'une substance terreuse et calcaire dans ces parties.

En effet, *les ossifications du cœur et des grands vaisseaux*, qui se manifestent sous des formes et dans des endroits différens, sont souvent d'origine purement goutteuse, et ressemblent parfaitement, quant à leur composition, aux nodus goutteux des articulations.

Nous observons également que la goutte atonique se prononce souvent sous la forme de diverses affections du cœur.

C'est principalement la suppression subite de la goutte qui peut occasioner les affections les plus dangereuses du cœur, de violentes palpitations, une grande anxiété autour du cœur, un pouls intermittent, etc. Lorsque ces accidens ne deviennent pas mortels, ils alternent plus ou moins souvent avec des accès de goutte régulière.

Dans plusieurs cas il paraît que la constitution goutteuse produit, dès le commencement, des dépôts dans les membranes du cœur et des gros vaisseaux, qui ne sont précédés d'aucun accès de goutte régulière, et qui deviennent quelquefois la source d'inflammations chroniques du cœur, etc.

Les véritables *anévrismes* peuvent être d'origine goutteuse. Dans cette maladie, surtout lorsqu'elle paraît dépendre d'une certaine disposition générale, on trouve parfois dans les membranes des artères de petites molécules dures et rondes, semblables à des lentilles ou des grains de millet, composées d'une substance farineuse, broyable, et très ressemblante à celle des nodus goutteux.

Quant aux indices qui peuvent nous guider dans le diagnostic de ces cas, je renvoie le lecteur à ce que j'en ai dit dans la description générale de la goutte atonique.

Diverses affections de poitrine, d'espèce asthmatique, qui se manifestent fréquemment chez des personnes âgées, surtout après des accès de goutte régulière, sont souvent les suites d'une goutte anomale.

L'angine de poitrine, qui certainement n'est autre chose qu'une maladie du cœur, est souvent de nature goutteuse, et provient notamment d'une ossification des artères coronaires du cœur.

§. Diverses affections *du cerveau* forment des anomalies très-fréquentes de la goutte.

Les sujets attaqués de cette maladie depuis long-temps, surtout lorsqu'ils ne prennent pas leurs accès ordinaires, sont exposés fréquemment à des vertiges qui dépendent moins d'une maladie primaire du cerveau, que d'une affection quelquefois organique du cœur, et peuvent alors entraîner une mort extrêmement subite.

L'apoplexie goutteuse termine assez souvent la vie des goutteux âgés. On doit la craindre, lorsque les accès de goutte deviennent de plus en plus irréguliers ou qu'il n'en paraît aucun pendant assez long-temps, et qu'en même temps il se manifeste un bourdonnement, un tintement dans les oreilles, des éblouissemens de la vue, un certain bégaiement, une démarche inégale et incertaiue, divers mouvemens extraordinaires, des assoupissemens, qui dégénèrent quelquefois en véritable état soporeux, des défaillances, de fréquens accès de vertige, etc. D'autres fois, au contraire, cette apoplexie attaque très-subitement et sans qu'aucun symptôme précurseur l'annonce; ce qui arrive principalement après la suppression subite d'un accès de goutte.

L'apoplexie goutteuse manifeste souvent une certaine irrégularité dans son principe, et sa marche. Ses accès disparaissent souvent très-rapidement, sans laisser la moindre trace; souvent ils alternent avec d'autres maladies, par exemple, des fièvres muqueuses, des dérangemens dans les organes de l'abdomen, des difficultés pour uriner et même avec des douleurs violentes dans les extrémités, qui attaquent quelquefois précisément les parties paralysées. En outre, cette maladie est souvent soumise à une certaine périodicité ; elle revient, ainsi que les paroxismes d'un accès de goutte, à des intervalles très-rapprochés, surtout dans des temps humides et froids, après des refroidissemens et après les moindres émotions de l'âme. Ainsi que la goutte, elle se déclare le plus souvent au printemps. Assez souvent, elle laisse à sa suite des paralysies dans les muscles des organes des yeux, une perte totale de la mémoire, une mélancolie, etc. Dans quelques cas, à la vérité rares, la mélancolie, ainsi qu'une très-mauvaise espèce de manie, sont occasionées par une goutte anomale, sans qu'aucun symptôme apoplectique les ait précédées.

On a observé une *mélancolie* avec une disposition très-prononcée au suicide, qui alternait avec des accès d'une goutte errante dans les articulations. Après la suppresion d'une goutte régulière dans les articulations, on a vu les malades, dans l'état de veille, éprouver des visions extraordinaires d'objets ridicules et bizarres, accident qui disparaissait en peu d'heures au moyen de l'application d'un épispastique aux pieds. D'autres fois, il alternait avec des accès réguliers de goutte.

Une affection particulière et probablement *inflammatoire* du cerveau se montre quelquefois à la place d'un accès de goutte chez les personnes atteintes d'un *podagra* invétéré. Cette affection commence par une rougeur extraordinaire de la face, une humeur extrêmement sombre et une grande envie de dormir, après quoi se déclare un état fébrile accompagné d'un état soporeux. Ordinairement s'y joignent les symptômes d'une inflammation chronique du foie, tels qu'une pression sous les fausses côtes, urines safranées, selles bilieuses, teint légèrement jaune, lesquels symptômes ne paraissent être qu'un effet de la sympathie qui existe entre le cerveau et les organes de l'abdomen. Cet état se termine communément par la mort, qui survient après l'augmentation rapide des accidens soporeux.

§. *L'hypocondrie et l'hystériscisme*, qui se manifestent sous des formes si diverses, et dont le siége principal est dans les nerfs des organes de l'abdomen, sont souvent, pour ne pas dire presque toujours, les suites d'une goutte anomale.

Plusieurs médecins ont prétendu que ces maladies étaient toujours les résultats d'uue affection goutteuse. Quoique dans le cours de ma pratique j'aie observé un très-grand nombre de ces maladies, qui réellement n'étaient que des formes anomales d'une goutte atonique ou répercutée, je ne puis cependant pas entièrement adopter l'opinion de ceux qui soutiennent que la goutte est la seule et unique cause des affections nerveuses dont il est question. Souvent j'ai observé des maladies de cette espèce, dont la cause était purement nerveuse. Malgré cela, il faut avouer que ces affections précèdent et suivent la goutte ou alternent avec elle aussi et peut-être plus souvent que toute autre maladie.

Les personnes atteintes de l'hypocondrie et de l'hystériscisme ont presque toujours une disposition très-prononcée à la goutte.

En outre, combien la période des symptômes précurseurs d'un accès de goutte régulière des articulations ne ressemble-t-elle pas à un accès d'hypocondrie? D'ailleurs le traitement même de ces maladies m'a souvent prouvé jusqu'à l'évidence que leur cause première n'était autre chose qu'une goutte atonique ou répercutée. Tout le monde connaît la longueur, l'extrême opiniâtreté de ces maladies. Il m'est arrivé quelquefois d'avoir épuisé, pendant de longues années, tout ce que l'art fournit de calmant, de tempérant, d'anti-spasmodique, de nervin et de fortifiant, sans en obtenir que des soulagemens très-passagers. Enfin sur des indices quelquefois très-légers d'une affection goutteuse, je commençai à mettre en usage ma méthode curative de la goutte. Alors tout changea de face : les symptômes de l'hypocondrie et de l'hystéricisme diminuaient à vue d'œil; et au bout de trois à quatre mois, je vis succéder une très-bonne santé et la plus grande gaîté à toutes les douleurs réelles et imaginaires, à toutes les inquiétudes et tous les tourmens qui affligent les personnes atteintes des maladies dont nous parlons.

L'*épilepsie* succède quelquefois à la suppression de la goutte.

J'ai connu un homme de quarante-deux ans, qui prenait périodiquement de fréquens accès d'épilepsie, surtout dans les temps humides et froids. Saisi d'un violent accès de goutte, il me fit appeler pour lui donner des soins. Je n'employai autre chose que mon traitement anti-arthritique ordinaire, dont le succès surpassa mon attente ainsi que celle du malade, vu que, depuis ce temps, aucun accès d'épilepsie ne s'est manifesté.

Les *paralysies locales*, qui dépendent moins d'une affection du cerveau et de la moële épinière, que de celle de quelques nerfs en particulier, sont quelquefois causées par la goutte. Les nodus goutteux, lorqu'ils sont parvenus à une grosseur considérable, peuvent occasioner une paralysie de toute la partie, par la pression qu'ils exercent sur les nerfs. La colique goutteuse chronique (voyez page 68), produit facilement des paralysies des extrémités inférieures.

Différentes autres affections nerveuses, par exemple *le trisme*, *la danse de Saint-Guy*, *l'aphonie*, etc., sont quelquefois, quoique bien plus rarement, les suites d'une goutte anomale.

§. La goutte est, bien plus souvent qu'on ne croit, la source de diverses espèces de *maladies de la pe u.* Dans les familles où elle est héréditaire, les éruptions cutanées sont très-fréquentes. Elles se manifestent souvent chez les personnes atteintes de la goutte, lorsque diverses causes et notamment l'adoption d'un régime convenable, ont interrompu pendant quelque temps l'apparition des accès réguliers de goutte. Les éruptions goutteuses augmentent et diminuent souvent périodiquement; elles causent de fortes démangeaisons, des cuissons et même des douleurs; souvent elles commencent par un vrai érysipèle et se terminent par une desquamation farineuse. Généralemeut, à leur apparition, divers dérangemens des organes internes diminuent ou cessent entièrement. Du reste, ces éruptions sont sous l'influence très-marquée des temps et des saisons; souvent elles jettent une matière pâteuse, presque terreuse, très-analogue au sédiment terreux des urines, et à la substance qui compose les nodus goutteux. Quelquefois les éruptions de cette espèce alternent avec des accès de *podagra* (goutte aux pieds).

Il existe aussi *une gale* et *des dartres* goutteuses. Ces dernières se manifestent de préférence aux parties auxquelles la goutte se porte fréquemment, par exemple, au poignet et à la cheville.

D'autrefois, ces éruptions prennent des formes toutes particulières et différentes de toutes celles des autres espèces d'éruptions cutanées. Les fièvres muqueuses qui se manifestent chez d'anciens goutteux à la place des accès, sont quelquefois accompagnées d'un exanthème semblable au pourpre et même au pemphigus. Chez un homme, qui souffrait depuis long-temps d'une goutte héréditaire, il survint à la place d'un accès plusieurs furoncles qui, en dépit du meilleur traitement, prirent un caractère gangreneux très grave. (*Guibert.*)

J'ai observé beaucoup d'éruptions et principalement beaucoup de dartres arthritiques qui, dans plusieurs cas, rendaient de temps en temps une eau tellement âcre, qu'elle excoriait les parties voisines. Sachant que les malades avaient éprouvé des accès de goutte à des époques plus ou moins reculées (dans un cas, aucun accès n'avait paru depuis plus de sept ans), je ne m'arrêtai point aux moyens ordinaires recommandés dans les maladies de la peau, je dirigeai mon traitement contre la goutte et son succès me convainquit pleinement de la nature goutteuse de ces éruptions.

§. Diverses maladies *du système lymphatique* et *glanduleux* peuvent être des suites de la goutte.

Les accès de goutte souvent réitérés peuvent produire, surtout chez les personnes âgées, un grand relâchement, une atonie des vaisseaux lymphatiques. Les maladies qui en résultent sont, à la vérité, plutôt des terminaisons que des anomalies de la goutte. C'est ainsi que les *hydropisies*, principalement de l'abdomen et de la poitrine, se joignent très-souvent à la goutte et terminent fréquemment la carrière des personnes goutteuses.

On a vu une hydrocèle guérir par un accès de goutte.

J'ai observé des *durcissemens* et des *tu-*

meurs dans les glandes qui manifestaient tous les symptômes d'un vrai squirrhe, et dont la nature était purement goutteuse. Des enflures très-douloureuses des testicules, du cordon spermatique, etc., alternent quelquefois avec la goutte. Les gros vaisseaux lymphatiques sont quelquefois obstrués par une substance crayonneuse : dans les glandes lymphatiques et dans le mésentère on trouve des concrétions très-dures qui le plus souvent proviennent d'une matière goutteuse déposée dans ses parties.

Le *rachitisme* et la maladie *scrophuleuse* sont quelquefois de nature arthritique; d'autres fois, la goutte prend la forme du *scorbut* et même de la *syphilis*.

Ici je crois devoir m'arrêter.

Si je voulais rapporter toutes les formes anomales de la goutte, je serais forcé de faire l'énumération de toutes les maladies, de tous les systèmes et organes de notre corps. En effet, y a-t-il dans l'organisme la plus petite partie qui ne puisse, au moins quelquefois, devenir le siège de la goutte? et dans l'immense variété des formes de maladies quelle est celle que la goutte ne puisse jamais prendre? La vie la plus longue ne suffirait pas pour observer toutes les modifications, toutes les nuances de cette maladie. Un praticien habile et attentif est à même de se convaincre journellement de cette vérité; à chaque pas, pour ainsi dire, il rencontre des formes nouvelles de goutte, qu'il n'a jamais eu occasion d'observer. Dans le tableau que je viens de tracer des anomalies de la goutte, j'ai tâché de comprendre toutes celles qui se montrent le plus fréquemment et qui sont les plus importantes pour la pratique. J'ai voulu indiquer aux personnes qui en sont atteintes, le moyen de reconnaître cette maladie, lors même qu'elle a renoncé à ses attaques ordinaires; j'ai voulu les avertir de ne point s'endormir dans une sécurité funeste, lorsque la goutte, ayant abandonné son séjour habituel, et s'étant insinuée dans des parties souvent très-éloignées, produit des maladies souvent moins douloureuses, mais presque toujours plus dangereuses; ce but, je crois l'avoir atteint. Qu'on lise cet ouvrage avec quelque attention, et pour peu qu'on soit observateur, on sera à même de découvrir l'origine goutteuse d'un grand nombre de maladies dont la nature était restée longtemps inconnue. La cause de la maladie une fois reconnue, la cure est faite à moitié. Tout au moins le malade, connaissant son ennemi, ne poursuivra pas des chimères dans la vue de recouvrer la santé; il ne donnera plus dans les piéges que l'ignorance et la cupidité lui tendent, il ne s'exposera point à abréger ses jours en prenant des médicamens qui, dès qu'ils ne sont pas dirigés contre la cause première de la goutte, sont ou inutiles ou dangereux, et dont le seul effet constant est d'user l'estomac et le tempérament.

CHAPITRE II.

CHAPITRE II.

DISPOSITION ARTHRITIQUE. — CAUSES OCCASIONELLES DE LA GOUTTE. — DE LA GOUTTE CONSIDÉRÉE COMME MALADIE CONTAGIEUSE.

Après avoir considéré la goutte non-seulement dans sa marche ordinaire et régulière, mais dans toutes les formes irrégulières, sous lesquelles elle se cache quelquefois, même aux yeux des hommes de l'art, il est nécessaire que nous recherchions toutes les causes déterminantes, tous les agens nuisibles, qui peuvent plus ou moins contribuer au développement de cette maladie. Cet examen est très-utile, parce qu'il contribue à répandre quelque jour sur la nature et la cause première de la goutte; il est nécessaire, parce qu'il nous fournit des indications essentielles pour le traitement et le régime.

Avant tout je dois parler de la *disposition arthritique :*

§. Il existe (et l'expérience m'en a fourni les preuves les plus complètes et les plus nombreuses) une disposition innée à la goutte, disposition qui n'est point l'effet de tel ou tel agent nuisible, mais qui tient à la constitution primitive de l'individu chez lequel elle se manifeste.

Très-souvent cette disposition est héréditaire; des parens elle se transmet aux enfans, et peut se propager sur plusieurs générations tout entières; quelquefois elle ne se manifeste point dans une génération, et se reproduit dans la suivante. Généralement les enfans qui tiennent cette disposition de leurs parens, n'éprouvent pas dans leur jeunesse des affections goutteuses; quelquefois cependant cette disposition se manifeste de très-bonne heure, et même dans la première enfance, sans qu'aucune cause très-apparente ait influé sur l'individu. Malgré cela nous pouvons, dans la plupart des cas, prévenir et empêcher le développement de la disposition goutteuse, surtout par une grande sobriété et une vie active et laborieuse. Chez les enfans doués de cette disposition héréditaire il se manifeste quelquefois de très-bonne heure une faiblesse particulière des organes de l'abdomen; mais, à beaucoup près, cette circonstance ne peut dans le diagnostic servir de règle générale.

Très-souvent les personnes nées de parens goutteux jouissent d'une excellente santé, et notamment elles mangent beaucoup et digèrent très-bien. Tout-à-coup il survient un accès de goutte violent, mais régulier, et de courte durée.

Les personnes que la goutte attaque de préférence, sont généralement pléthoriques, grasses et corpulentes, mais elles ont la fibre molle, spongieuse et peu élastique. Quelquefois elles ont la tête singulièrement ronde, les os courts et très-forts, et la peau d'une dureté et d'une rudesse particulières.

L'époque ordinaire à laquelle la goutte se manifeste est entre la trente-cinquième et la quarante-cinquième année; elle peut se déclarer beaucoup plus tôt, comme nous l'avons déjà dit, ce qui arrive lorsqu'il existe une disposition héréditaire fortement prononcée, lorsque l'individu a éprouvé des maladies vénériennes, lorsque des excès de table et de libertinage ont influé, etc.

La goutte régulière aux pieds (*vrai podagra*) attaque presque exclusivement les hommes. Quelquefois seulement cette maladie se manifeste chez les femmes après la cessation des menstrues ; mais alors sa forme est plus atonique et en général un peu altérée. Cependant il ne faut point croire que chez les femmes la cessation des règles soit une condition absolument nécessaire de la formation de la goutte. J'ai connu beaucoup de femmes encore jeunes et très-bien réglées, qui, malgré cela, éprouvaient de fréquens accès de goutte. Mais une vérité dont on peut se convaincre journellement est que les femmes sont en proportion beaucoup plus sujettes aux formes irrégulières de la goutte que les hommes, et notamment à la céphalalgie et à la migraine goutteuse.

La goutte régulière attaque le plus souvent les personnes d'un tempérament sanguin-colérique.

Dans les autres tempéramens la maladie prend plus souvent et plus facilement des formes anomales et irrégulières.

La goutte errante et la goutte répercutée se manifestent le plus souvent dans les tempéramens purement sanguins.

Le tempérament flegmatique favorise particulièrement la goutte chronique et irrégulière.

Parmi les causes qui contribuent à produire la disposition arthritique, il faut remarquer la constitution de l'atmosphère. Le temps variable, le passage fréquent de l'humidité à la sécheresse, de la chaleur au froid, et plus encore une température à la fois humide et froide, favorisent particulièrement le développement de la goutte. C'est pour cette raison que les accès de goutte se manifestent principalement au printemps et dans l'automne, et que cette maladie règne dans les contrées où les diverses saisons n'ont pas un caractère constant et régulier; c'est pourquoi nous observons la goutte, principalement dans les contrées de l'Europe dont le climat est tempéré, et qu'elle est endémique dans les pays où la température d'automne prédomine presque toute l'année; par exemple, sur les côtes de la mer, dans les endroits très-marécageux, où l'air est constamment chargé de brouillards et d'humidité; dans les contrées où il pleut beaucoup, où le cours des montagnes et d'autres circonstances occasionent les changemens très-subits de la température, etc. De là vient la fréquence de la goutte en Angleterre, dans le nord de l'Allemagne et dans la Hollande.

Cependant, si nous voyons chez certains peuples la goutte étendre son empire de plus en plus, et s'y développer sous des formes toutes particulières, il ne faut point attribuer ce phénomène uniquement à la constitution de l'atmosphère.

D'autres causes, et notamment la manière de vivre, y contribuent puissamment : ainsi, chez les Romains, la goutte ne devint fréquente que lorsqu'ils commencèrent à se plonger dans une vie molle et luxurieuse.

Existe-t-il dans la goutte une certaine faiblesse, innée ou acquise, des articulations, et cette faiblesse est-elle une des conditions de la disposition arthritique?

On a observé que le *podagra* attaque fréquemment des personnes qui ont les pieds faibles, qui, dès leur jeunesse, n'ont pu supporter la marche sans éprouver des douleurs aux pieds; qui ne peuvent se tenir longtemps debout; qui prennent facilement froid aux pieds, etc. Chez ces personnes, telle impression qui, chez tout autre individu, aurait occasioné un rhume, un mal de dents, etc., produit facilement un accès de *podagra*. De plus, on a remarqué que la goutte, et notamment le *podagra*, quitte son siége habituel et se porte sur d'autres articulations, lorsque ces dernières deviennent le siége d'une inflammation, comme cela peut arriver après une luxation, etc.

Mais tout cela ne prouve nullement qu'une faiblesse des articulations soit une des conditions de la disposition arthritique. Tout le monde sait qu'une maladie, ou un vice quelconque, se porte tôt ou tard sur les parties du corps les plus faibles, et que c'est sur les mêmes parties qu'agit de préférence une influence nuisible, accidentelle, quelconque. Il en est de même de la goutte, et notamment du *podagra;* souvent cette maladie se porte sur d'autres articulations, soit faibles, soit enflammées, etc.

Mais comment expliquer par cela la nature de la disposition arthritique?

Le siége d'une maladie peut-il nous apprendre quelle en est la nature et la cause première? Si cela était, en deux mots, on pourrait indiquer celle de la goutte.

Nous avons vu que la disposition arthritique a sa source dans la constitution même de l'individu chez lequel elle se manifeste, et que, par conséquent, elle est une cause purement interne du développement de la goutte. Cette cause seule, et sans aucun secours étranger, est capable de produire les accès de goutte, et toutes les formes régulières et irrégulières de cette maladie; c'est ce que nous observons quelquefois, surtout lorsque la constitution arthritique est fortement prononcée.

§. Outre cette disposition interne, il y a des agens externes dont l'influence contribue à la formation de la goutte, ou en favorise le développement, et qui en sont proprement les causes occasionelles.

D'ordinaire ces diverses causes éveillent la disposition goutteuse ; c'est-à-dire, elles en hâtent le développement et la maturité. Cependant, il faut remarquer que lorsque les influences dont il est question agissent d'une manière insensible, mais continue, elles sont à elles seules capables de produire la véritable constitution arthritique : de là vient que la ligne de démarcation entre la disposition goutteuse et les causes occasionelles de cette maladie, est souvent très-difficile, et même impossible à établir.

§. Parmi les causes occasionelles de la goutte, une des plus importantes est une *alimentation vicieuse.* En général, l'abus des boissons spiritueuses et une nutrition trop abondante, surtout en viandes, favorisent le développement de cette maladie. Ceux qui se livrent à l'excès et habituellement aux plaisirs de la table, qui se surchargent l'estomac journellement et même à des heures indues et irrégulières, prennent facilement la goutte.

Parmi les vins, ceux qui contiennent beaucoup d'acide favorisent principalement le développement de cette maladie ; par exemple, plusieurs espèces de vin blanc; le vin du Rhin, surtout lorsqu'il est jeune, etc. L'usage du cidre peut produire le même effet. Dans d'autres cas, l'abus du vinaigre et des acides minéraux a eu les mêmes suites.

Parmi les autres espèces de vins, même les plus vieux et les plus spiritueux, je n'en connais aucune qui, par sa qualité ou sa composition, contribue d'une manière particulière au développement de la goutte. La part qu'ils peuvent y avoir ne doit être attribuée qu'à l'abus qu'on en fait, et qui produit dans les organes de la digestion ce relâchement, cette extrême atonie que nous remarquons chez les grands buveurs.

L'usage de vins et de substances alimentaires provenant d'un sol calcaire est-il particulièrement favorable au développement de la goutte? Quelques médecins disent avoir fait cette observation dans plusieurs pays, par exemple, dans l'île de Crête, dans le Dévonshire en Angleterre, etc. L'expérience m'a convaincu que ce phénomène n'est point commun à tous les pays. Je connais plusieurs contrées dans lesquelles l'usage de la chaux comme engrais est extrêmement répandu, et où, malgré cela, la goutte est assez rare.

Souvent on a reproché à la bière de déterminer d'une manière particulière la formation de la goutte. Ce reproche n'est aucunement fondé; généralement j'ai trouvé que, tout au contraire, l'usage modéré d'une bonne bière est salutaire dans le régime des personnes atteintes de la goutte.

Mais je serais tenté d'accuser l'usage immodéré du café et du thé. Dans quelques cas au moins j'ai pu me convaincre qu'il est nuisible; cependant je suis loin de vouloir en faire une règle générale. Lorsque diverses influences agissent simultanément sur le même individu, il est souvent très-difficile de marquer la part que chacune d'elles peut avoir dans le développement de la goutte.

Parmi les alimens, ceux d'une digestion difficile, les substances très-grasses et huileuses, en outre les mêts très-épicés et assaisonnés, les viandes salées et fumées, etc., doivent être regardés comme pouvant favoriser la formation de la goutte.

Les végétaux, généralement parlant, sont plutôt salutaires que nuisibles; cependant il n'en est pas de même de divers alimens mucilagineux et farineux qui, étant lourds et difficiles à digérer, peuvent, pour cela même, contribuer au développement de la goutte.

On pourrait m'objecter que, dans beaucoup d'endroits, ces substances font la principale nourriture de la classe pauvre, et que justement dans cette classe la goutte est très-rare. Ma réponse est facile : ordinairement pour produire la goutte, il faut le concours de plusieurs causes; une seule ne suffit pas. Si les pauvres sont forcés de manger beaucoup de farineux et de mucilagineux, en revanche ils ne sont point sous l'influence de beaucoup d'autres causes favorables à la goutte, telles que la vie sédentaire, etc. (Voyez pag. 124.)

§. Les excès dans les *plaisirs physiques de l'amour* peuvent contribuer à la formation de la goutte. Cela s'explique moins par la perte d'une liqueur aussi précieuse que le sperme et la violente irritation nerveuse qui l'accompagne, que par l'effet extraordinaire que ces plaisirs produisent dans les organes de l'abdomen, et principalement dans ceux de la digestion.

Cependant j'observe que, généralement, on a donné plus d'importance à cette cause qu'elle n'en mérite. Je n'ai point remarqué que l'usage modéré de ces plaisirs puisse favoriser le développement de la goutte, ainsi que quelques-uns ont prétendu ; mais quant aux excès, je puis affirmer qu'ils y contribuent souvent puissamment.

§. Une autre cause occasionelle de la goutte, et sans contredit une des plus fréquentes et des plus puissantes, est *la vie sédentaire.*

L'expérience journalière nous apprend que les personnes dont l'occupation exige le séjour dans le grand air, dont la vie est active, laborieuse, et même pénible, ne sont point ou très-rarement sujettes à la goutte : elle affecte au contraire singulièrement les savans, les hommes de lettres, et tous ceux dont l'état exige une vie sédentaire.

Principalement le passage subit d'une vie active à une vie sédentaire donne fréquemment lieu à la naissance de la goutte. J'ai vu des hommes passionnés pour la chasse prendre la goutte lorsque différentes circonstances les empêchaient de contenter leur goût. Chez une de ces personnes un violent accès de *podagra* survint peu de temps après la guérison d'une fracture de l'os de la cuisse, qui avait obligé le malade de garder la chambre pendant quatre mois. J'ai connu beaucoup de militaires et d'employés chez lesquels la goutte s'est déclarée peu de temps après qu'ils avaient été congédiés ou mis à la retraite. Une preuve bien certaine que la vie sédentaire seule, et sans le concours d'aucune autre influence, peut occasioner la goutte, c'est que plusieurs des personnes dont je viens de parler, ont été débarrassées de cette maladie dès qu'elles eurent repris la vie active à laquelle elles étaient accoutumées.

La grande influence de la vie sédentaire comme cause occasionelle de la goutte, s'explique suffisamment par les effets que le manque d'exercice peut produire dans l'organisme. Ces effets se manifestent principalement dans l'estomac et les autres organes de la digestion, et consistent en un relâchement, une atonie, une diminution d'action de ces parties. Plus tard nous verrons la part que ces organes prennent à la formation de la goutte.

§. La suppression, totale ou partielle, prompte ou insensible de la *transpiration*, est une cause fréquente de cette maladie. C'est pour cette raison que les habitations froides et humides, les vents du nord et de l'ouest, les vêtemens trop légers, le passage rapide de la chaleur au froid, divers moyens qu'on emploie dans la vue d'arrêter les transpirations des pieds et d'autres parties, les bains froids, généraux ou locaux, le manque de propreté, les médicamens qui occasionnent une répercussion des éruptions cutanées, par exemple de l'érysipèle, etc., donnent souvent lieu au développement de la goutte. Fréuqemment j'ai pu me convaincre, par les preuves les plus évidentes, de la vérité de ce que je viens de dire.

J'ai vu la goutte se manifester après de simples dérangemens de la transpiration, d'autres fois, après la guérison imprudente de diverses espèces de dartres, etc.

La suppression de la transpiration aux pieds ou sous les aisselles, est suivie quelquefois d'une goutte errante, dont les accès sont très-fréquens et très irréguliers quant à la durée et au siége de l'affection locale. J'ai vu la guérison d'un grand nombre d'affections goutteuses être opérée par les seuls moyens propres à rétablir la régularité et l'énergie de la fonction de la peau. La haute importance de cette fonction, la grande influence de la perspiration et de la transpiration sur le mélange du sang et des humeurs, et successivement sur tous les organes et toutes les fonctions, nous expliquent comment le simple dérangement de la transpiration peut déterminer une maladie, dont la cause première est si intense et si généralement répandue dans l'organisme.

Au reste je dois observer qu'il en est de la suppression de la transpiration comme des autres causes occasionelles de la goutte; elle contribue puissamment au développement de cette maladie, mais dans la plupart des cas il est nécessaire que le concours d'autres agens nuisibles se joigne au dérangement des fonctions de la peau, pour produire un effet décisif.

§. Il y a des personnes dont les urines sont habituellement d'une couleur plus ou moins foncée, et déposent un sédiment muqueux, blanchâtre ou couleur de brique.

La suppression de ce dépôt peut occasioner des accès de goutte véritable. J'en ai observé deux exemples frappans. Chez un malade cette suppression eut lieu quelque temps après qu'il avait commencé à faire usage d'un vin rouge très-vieux et très-fort, auquel il n'était point accoutumé. Un autre, étant tombé dans l'eau glacée, s'aperçut peu de jours après que son urine, d'épaisse et de trouble qu'elle avait été jusqu'alors, était devenue limpide et transparente. Tous deux prirent des accès de goutte; le premier au pied, le second alternativement à l'articulation de l'épaule droite et à celle du genou droit. Pendant le traitement avec lequel je combinais des tisanes diurétiques, des eaux de Seltz avec du lait, etc., le dépôt des urines reparut surtout chez le second malade, mais insensiblement il diminua et finit par disparaître entièrement, sans que jamais depuis ce temps le moindre accès de goutte se soit manifesté.

§. La suppression de diverses *évacuations sanguines* peut également contribuer à la formation de la goutte. Le flux hémorroïdal surtout en fournit des preuves nombreuses; les personnes atteintes d'hémorroïdes fluentes et régulières sont sujettes à éprouver des accès de goutte, etc., lorsque, par une cause quelconque, le flux hémorroïdal a été supprimé. Plus tard, lorsque j'entretiendrai mes lecteurs de la cause première de la goutte, j'aurai occasion de leur expliquer comment il se fait que cette maladie peut être la suite de la suppression des hémorroïdes et comment au contraire sa guérison peut être l'effet de l'apparition d'un flux hémorroïdal.

La suppression des menstrues contribue quelquefois au développement de la goutte.

Chez une dame, cette suppression avait été la suite d'une violente frayeur; cinq mois après la goutte se manifesta. Ses accès étaient assez fréquens, mais irréguliers, et l'affection locale se portait tantôt sur un genou, tantôt sur les deux, tantôt sur une main, tantôt au coude. Je ne vis dans cette maladie qu'une goutte errante, modifiée par le sexe et le tempérament de la malade. Au milieu du traitement anti-arthritique les menstrues reparurent : depuis quatre ans, aucun accès de goutte ne s'est manifesté chez cette dame.

Une demoiselle de vingt-un ans, née de parens goutteux, prenait depuis deux ans des accès de goutte, régulièrement trois à quatre fois dans l'année. Les règles n'avaient point encore paru, enfin elles vinrent naturellement et spontanément, et près de vingt mois après, la goutte n'avait point fait de nouvelle apparition.

§. Quelques auteurs ont prétendu que la suppression des évacuations de sperme pouvait donner lieu à la formation de la goutte. Ils ont regardé cette maladie comme étant occasionée par des molécules de sperme corrompu répandues dans tout le corps. Jamais dans le cours de ma pratique je n'ai fait la moindre observation qui de loin aurait pu venir à l'appui de l'opinion que je viens de rapporter. Au contraire, il existe une foule de preuves qui la combattent et qui lui ôtent jusqu'à l'ombre de probabilité. Ce serait une chose absolument inutile que d'entrer à cet égard dans aucun détail.

§. Les *impressions morales*, les *affections de l'âme* jouent un très-grand rôle parmi les causes occasionelles de la goutte. Leur effet, quoique lent et insensible dans la plupart des cas, est quelquefois frappant et vraiment particulier. L'ennui, les soucis, le chagrin, le dépit contribuent fréquemment au développement de la goutte ; quelquefois ils paraissent être les seules causes de la maladie. Il en est de même d'une frayeur subite, d'un grand déplaisir inattendu, etc. J'ai vu des hommes jouissant de la plus belle santé, être atteints de la goutte peu de temps après le renversement de leur fortune ou la perte de leurs places et de leurs honneurs.

Chez une dame atteinte de la migraine goutteuse, je ne pus découvrir nulle autre cause de cette maladie qu'un violent chagrin dans lequel elle était plongée depuis la mort d'une fille unique qu'elle chérissait à l'excès. Peu de temps après cet accident, la goutte se déclara et cette migraine goutteuse montrait presqu'autant de régularité que le *podagra* le plus régulier.

J'ai traité plusieurs militaires et employés chez lesquels la goutte s'était manifestée à la suite d'un violent dépit qu'ils avaient éprouvé en voyant qu'on leur avait fait un passe-droit; chez quelques-uns, cet effet avait été tellement prompt et sensible qu'ils étaient les premiers à me dire que la seule cause de leur maladie était le chagrin.

Un homme poursuivi par une troupe de soldats furieux, qui menacèrent de le tuer, éprouva une frayeur si forte, que le même jour il fut attaqué d'un accès de goutte des plus violens. Jusque-là il n'avait jamais ressenti la plus petite atteinte de cette maladie.

La trop grande application d'esprit, surtout lorsqu'elle est très-prolongée, peut également contribuer au développement de la goutte. Ainsi les personnes qui se livrent à des méditations profondes, qui leur consacrent même une partie des nuits, etc., s'exposent beaucoup à prendre cette maladie.

Si cette dernière cause devient si souvent la source de la goutte, c'est qu'ordinairement il s'y joint le concours d'autres influences nuisibles, notamment celui d'une vie sédentaire. C'est pour cette raison que la goutte attaque si souvent les hommes de cabinet, les hommes d'état, etc.

J'ai connu un célèbre philologue qui prenait régulièrement un ou deux accès de goutte par an. Suivant le conseil que je lui donnai, il fit un voyage dans lequel il visita la Suisse, l'Italie et la France. Deux ans après, lorsque je le revis, il me dit que pendant tout ce temps il n'avait pas éprouvé un seul accès de goutte.

Un professeur atteint d'une goutte héréditaire, prenait des accès presque toutes les fois qu'il était forcé de se livrer pendant quelque temps à des travaux extraordinaires. Il m'assura qu'il ne dépendait que de lui d'éveiller sa goutte en appliquant son esprit plus que de coutume.

J'ai connu un compositeur de musique qui prenait des accès de goutte toutes les fois qu'il s'occupait assidûment d'une composition très-difficile.

Aucun médecin n'ignore les rapports intimes qui existent entre le cerveau et les organes de la digestion. La grande application du cerveau, surtout lorsqu'elle est prolongée, nuit, d'une manière toute particulière, à l'énergie des fonctions de l'estomac et des autres organes de la digestion. Il existe entre ces parties une certaine opposition qui fait que le développement de l'une, pour peu qu'il passe la mesure et l'équilibre nécessaires, retarde considérablement celui de l'autre. Nous verrons plus tard comment, par cela même, des études excessives peuvent contribuer à la formation de la goutte.

§. On a prétendu que la syphilis et l'abus du mercure et du plomb étaient capables de produire une goutte véritable.

Fréquemment, nous voyons les personnes atteintes d'une syphilis invétérée être saisies par une inflammation très-douloureuse des articulations, qui laisse quelquefois à sa suite des tumeurs, des exostoses, des ankyloses, etc.

Quoiqu'en apparence cette maladie ressemble beaucoup à la goutte, elle en diffère cependant essentiellement, non-seulement par sa cause et par la marche et la succession des symptômes, mais principalement par le traitement qu'on doit lui opposer.

D'ailleurs, tous les symptômes de cette affection syphilitique des articulations s'expliquent suffisamment par la nature du virus vénérien, qui aime à se porter sur les os et le périoste, et à y produire un état inflammatoire chronique, lequel peut occasioner des exsudations lymphatiques, sources des tumeurs, exostoses, concrétions calcaires, etc.

Après l'usage trop prolongé des préparations de mercure et de plomb, on voit survenir des douleurs continuelles et plus ou moins fortes dans les articulations, principalement dans celles du pied et du talon. Ces douleurs, en se fixant, produisent quelquefois des tumeurs, des concrétions dures et semblables à une matière calcaire ou à de la craie.

Malgré cela, cette maladie ne peut nullement être regardée comme une espèce de goutte, vu que les symptômes et sa marche diffèrent essentiellement de ceux de la goutte. Les douleurs des articulations sont presque continuelles, et ne sont nullement soumises à la périodicité des accès et des paroxismes de goutte. La fièvre et d'autres symptômes, principalement ceux qui intéressent les organes de l'abdomen, manquent généralement. De plus, cette maladie se manifeste de préférence chez les jeunes gens, particularité qui n'est nullement propre à la goutte. Toutes ces raisons, jointes à la différence des causes internes et externes, etc., nous autorisent à ne point regarder ces maladies comme de véritables affections goutteuses.

Cependant, il est vrai que chez les personnes douées d'une disposition goutteuse très-prononcée et surtout héréditaire, l'abus du mercure, du plomb, etc., peut donner lieu au développement très précoce et très-rapide de la goutte.

La raison en est que ces substances métalliques occasionnent des altérations profondes et considérables dans les organes de l'abdomen, principalement dans ceux de la digestion, et que leur usage trop prolongé entraîne même quelquefois une composition vicieuse générale du sang et des humeurs. C'est pour cela que nous voyons si souvent la goutte se manifester chez les personnes atteintes de la syphilis pendant les longs traitemens que parfois cette maladie nécessite.

Si la syphilis, si le rachitisme, etc., paraissent également quelquefois hâter le développement de la goutte, c'est que toutes ces maladies sont des agens nuisibles, qui affaiblissent l'énergie de l'estomac et des autres organes de la digestion. Dans ces cas, l'inflammation goutteuse des articulations se manifeste de bonne heure; elle occasionne souvent des tumeurs, des nodus et des exostoses, parce que la syphilis, le rachitisme, etc., aiment également à se porter sur les parties membraneuses, les os, etc. Bref, toutes ces maladies peuvent compliquer la goutte, en accélérer le développement, et rendre ses effets plus graves et plus multipliés.

§. Nous venons d'examiner celles d'entre les causes occasionelles de la goutte qui, le plus souvent, donnent lieu à sa formation ou contribuent du moins au développement de la disposition arthritique. Il est essentiel d'insister sur un principe que j'ai déjà émis : que l'action isolée d'une seule de ces causes est rarement capable d'occasioner la goutte; il faut, pour cet effet, le concours de plusieurs agens qui se réunissent et agissent simultanément et pendant quelque temps. C'est ainsi qu'une vie luxurieuse, jointe à des excès de table et à un état sédentaire, occasionnent la goutte quand même il n'existe aucune disposition innée pour cette maladie;

C'est ainsi que ceux qui sont sous l'influence d'une vie sédentaire et d'une application d'esprit trop forte et trop constante, lors même qu'ils ne se livrent point aux excès de table, etc.; que les militaires, fréquemment exposés aux intempéries des climats et des saisons, si nuisibles à l'importante fonction de la peau, et qui sont en outre assujétis à de fréquens changemens d'alimens et de boissons, se livrant par fois à divers excès, sont si souvent atteints de cette maladie.

Par la même raison, il n'est point étonnant que ce soit principalement dans la classe riche et aisée de la société que la goutte se rencontre le plus fréquemment, et qu'elle n'affecte guère les personnes qui se nourrissent d'une manière frugale et très-uniforme, qui ne goutent les plaisirs sexuels que lorsqu'un vrai besoin les y excite, et dont la vie active et la borieuse entretient le ressort des organes et l'équilibre nécessaire entre la réception et la consommation.

§. D'ordinaire, les premiers accès de goutte se manifestent sans avoir été provoqués par aucune influence très-apparente; mais lorsque les accès se sont déjà renouvelés fréquemment, alors ils se déclarent souvent immédiatement et rapidement, après un excès de table, une ivresse, une violente colère, un dépit, une frayeur; après un coït exécuté avec beaucoup d'efforts et d'échauffement; après un fort réfroidissement, surtout des pieds. Quelquefois, quoique beaucoup plus rarement, on voit une joie excessive provoquer un accès de goutte. En général, toutes les émotions fortes et violentes de l'âme peuvent produire cet effet.

Après une colère très-vive, on a vu un accès de *podagra* se déclarer avec tant de rapidité que le malade, incapable de regagner son domicile, fut obligé de s'y faire porter.

Cependant je dois observer que, dans la

plupart des cas, les accès de goutte se préparent plus lentement, et n'éclatent pas aussi subitement, lors même que des influences évidemment nuisibles ont agi sur le malade; ce qui fait qu'ils sont ordinairement précédés par divers symptômes (Voy. plus haut), qui annoncent l'approche de l'accès.

§. La goutte est-elle une maladie *contagieuse?* peut-elle, par le transport d'une matière quelconque, se propager d'un individu à l'autre? Plusieurs médecins célèbres l'ont prétendu, d'autres l'ont nié.

D'où peut venir cette différence d'opinions chez des hommes d'un talent et d'une sagacité reconnus?

Voici comment je crois pouvoir l'expliquer: dans les cas ordinaires, la goutte n'est point contagieuse, soit que réellement cette qualité n'est point développée dans les diverses excrétions des goutteux, soit que les modes ordinaires de communication entre deux individus ne suffisent point et ne sont pas assez intimes pour pouvoir opérer une contagion.

Mais, dans certaines circonstances, la

goutte peut acquérir une force contagieuse. On a vu des personnes être atteintes du *podagra*, après avoir porté des bas qui avaient servi pendant quelque temps à des malades attaqués d'un *podagra* extrêmement invétéré. Maintes fois j'ai entendu des époux s'accuser d'avoir communiqué l'un à l'autre la goutte; cependant je n'ose affirmer positivement que ce cas puisse arriver. Je vais rapporter une observation frappante et faite très-récemment.

Un homme qui avait éprouvé de fréquens et réguliers accès de *podagra*, fut attaqué à la place d'un accès par des accidens apoplectiques très-graves; le médecin (Rust) fit appliquer au pied du malade l'appareil de pansement d'une autre personne également atteinte du *podagra* : cet appareil consistait en une pièce de taffetas ciré, mouillée par la transpiration, enduite d'une matière blanchâtre semblable à de la craie, et recouverte d'une peau de lapin. Aussitôt après l'application de cet appareil, il se déclara un accès de *podagra*, et en même-temps tous les symptômes apoplectiques disparurent complétement.

D'après tout cela, on est fondé à croire que, surtout chez les personnes atteintes d'une goutte très-invétérée, les diverses excrétions, et notamment les transpirations des parties qui sont le siège de l'inflammation goutteuse, peuvent, dans certaines circonstances et moyennant une communication très-intime, occasioner une inflammation toute semblable à celle que la goutte produit dans les articulations.

Mais cette communication est-elle également capable de produire toutes les conditions internes nécessaires à la formation de la goutte, lors même que l'individu n'a nulle disposition innée ou acquise pour cette maladie? J'ose dire que non; du moins je ne connais aucune preuve qui pourrait venir à l'appui de cette opinion.

CHAPITRE III.

CHAPITRE III.

CAUSE PREMIÈRE DE LA GOUTTE. — DES ACCÈS. — CAUSES DE LA GOUTTE CHRONIQUE IRRÉGULIÈRE, ATONIQUE ET RÉPERCUTÉE.

Après l'examen des causes occasionelles de la goutte, nous arrivons naturellement à cette question : Quelle est l'essence et la cause première de la goutte? quel est le dérangement primitif de l'organisme qui produit tous les symptômes, tous les accidens que cette maladie occasionne?

Parmi les nombreuses théories qui ont été imaginées pour expliquer la nature de la goutte, les unes respirent le matérialisme le plus grossier et ne considèrent le corps humain que comme un laboratoire d'opérations de chimie; les autres, basées sur des principes de philosophie et de métaphysique, sont ou insuffisantes, ou inintelligibles, ou absurdes.

Je vais tâcher de donner à mes lecteurs l'idée la plus nette et la plus claire possible de l'origine et de la formation de la goutte.

§. Cette maladie, selon moi, a sa *source* dans l'estomac, le canal intestinal et les autres organes qui concourent plus ou moins à la digestion; par exemple, le foie, le pancréas, le mésentère avec ses glandes, etc.

La cause première de cette maladie est une altération de la fonction des organes indiqués: le but de cette fonction est l'assimilation.

Par assimilation on entend cette opération admirable par laquelle les substances nutritives, faisant partie de la nature inanimée, sont identifiées avec notre organisme, c'est-à-dire, par laquelle elles perdent toutes les propriétés qui les distinguent comme corps particuliers, et acquièrent toutes celles qui sont nécessaires pour servir à la nutrition, à la réparation et la conservation de notre corps. L'assimilation est donc une espèce d'animalisation ; par elle la nature inanimée devient vivante. C'est cette fonction, et principalement la digestion, qui est essentiellement altérée dans la goutte.

Cette altération ne suppose point nécessairement un relâchement, une faiblesse ou une atonie des organes digestifs, ni un changement quelconque dans la quantité ou la qualité des divers sucs qui contribuent à la digestion. Ces conditions, quoique nous les trouvions souvent réunies, ne sont cependant pas absolument nécessaires pour la formation de la goutte. La seule condition indispensable est une assimilation imparfaite et incomplète des substances nutritives; alors ces substances n'étant point assez élaborées, les propriétés qui les distinguaient comme corps particuliers ne sont point entièrement détruites; d'où il résulte que le suc nourricier, le chyle, n'a point toutes les qualités requises pour être parfaitement analogue à la nature de notre organisme, et par conséquent il lui est nuisible.

Ainsi, la digestion imparfaite des alimens produit un chyle imparfait et vicieux. Il est impossible que de ce chyle vicieux il se forme un sang tel qu'il doit être dans un état de santé parfaite. Nécessairement, ce sang provenant d'une assimilation incomplète des substances nutritives, sera vicieux dans sa composition, et par conséquent il doit avoir des qualités nuisibles et, en quelque sorte, opposées à la nature de l'organisme.

Donc je soutiens que :

La *source* de la goutte est dans l'estomac et les autres organes de la digestion ; que *son siège principal* est dans la masse du sang et des humeurs, et que son essence et sa cause première est une *assimilation imparfaite* des alimens et une *composition vicieuse du sang*, qui en résulte. L'assimilation étant la source et le premier degré de la reproduction, le sang étant la vraie liqueur vitale et alimentaire qui entretient, répare et reproduit la substance de tous les organes, il s'en suit que la goutte, dans toute son étendue, est une maladie *de la reproduction*, et par conséquent de toute la *vie végétative* de l'organisme.

Si ce que je viens de dire est conforme à la nature et à la vérité, il faut que les principaux phénomènes que la goutte nous présente trouvent leur explication dans cette doctrine, et confirment les principes sur lesquels elle repose. C'est ce que je crois pouvoir démontrer jusqu'à l'évidence.

D'abord, nous avons vu que les accès de goutte régulière s'annoncent, dans la plupart des cas, par des symptômes précurseurs, qui dénotent un dérangement dans les organes de la digestion. Mais si la source de la goutte, si le lieu où elle est pour ainsi dire préparée, est dans ces organes, est-il étonnant qu'elle y manifeste ses premiers symptômes? Au contraire, ce phénomène est nécessaire, il doit faire la règle générale, et c'est ce que l'expérience nous apprend journellement.

De plus, nous avons vu que la goutte atonique se manifeste le plus souvent dans l'estomac et les autres organes de la digestion, et que ce sont ces mêmes parties que la goutte, subitement répercutée, attaques le plus fréquemment. D'où vient la prédilection si marquée de la goutte pour ces organes? Ou plutôt, doit-elle nous surprendre, si réellement la goutte y prend son origine?

Parmi les causes occasionelles de la goutte, celles qui jouent le plus grand rôle sont les excès de table, l'abus des boissons spiritueuses et des plaisirs de l'amour, et la vie sédentaire. Or l'expérience journalière nous apprend que le premier effet de ces diverses causes se manifeste principalement dans l'estomac et les autres organes de la digestion, parle dérangement des fonctions de ces parties.

Une autre cause qui contribue fréquemment au développement de la goutte, est le dérangement et la suppression de la transpiration.

Les rapports intimes entre la peau et les organes de la digestion sont connus de tous les observateurs; le praticien attentif en recueille tous les jours les preuves les plus frappantes. La culture de la peau, les frictions, etc., favorisent singulièrement l'appétit et la digestion, tandis que le dérangement de la transpiration produit souvent un manque d'appétit, des nausées, des vomissemens, des diarrhées, etc.

Parmi les causes morales qui favorisent la formation de la goutte, nous avons principalement remarqué le chagrin, les soucis, l'ennui, le dépit, etc.; mais il est reconnu, que ces diverses affections de l'âme influent de la manière la plus sensible sur la fonction des organes de la digestion, et que c'est précisément dans ces parties qu'elles développent leurs principaux effets. Il en est de même de la trop grande tension de l'esprit. Personne n'ignore que l'application démesurée des facultés intellectuelles est presque diamétralement opposée à l'énergie et à l'intégrité des fonctions des organes de la digestion.

Diverses substances, comme le mercure, le plomb, etc., hâtent le développement de la goutte, parce qu'elles attaquent profondément la fonction des organes de la digestion, et que leur effet tend même à l'entière destruction de la cohésion organique de ces parties.

Si donc l'effet principal des causes occasionelles de la goutte se manifeste dans les voies de la digestion ; si elles y occasionnent une assimilation imparfaite et vicieuses des substances alimentaires ;

Si la goutte régulière, aiguë, s'annonce presque toujours, et durant plus ou moins de temps, par des dérangemens très-manifestes des organes digestifs ;

Si la goutte irrégulière, atonique et répercutée s'y développe infiniment plus souvent que dans toute autre partie du corps :

Tous ces phénomènes, toutes ces raisons, tirées de la nature elle-même, ne prouvent-elles pas, jusqu'à l'évidence, que, comme nous l'avons déjà dit plus haut, *la source de la goutte est dans l'estomac et les organes qui concourent à la digestion; que sa cause première est une altération de la fonction de ces parties, altération qui consiste en une digestion imparfaite, une assimilation incomplète des substances alimentaires.*

L'histoire confirme et complète les argumens sur lesquels j'ai étayé ma doctrine.

En effet d'où vient que chez les peuples de la haute antiquité la goutte était une maladie presque inconnue?

D'où vient qu'elle n'a pris une extension si gigantesque qu'à mesure que les nations se sont plongées dans la mollesse et l'oisiveté?

D'où vient que, de nos jours même, elle ne visite point les peuples qui mènent une vie simple, frugale, active ou errante?

D'où vient, enfin, que la goutte est le partage des nations civilisées, qu'elle habite de préférence dans les palais des grands, et qu'elle méprise l'humble toit de l'artisan et du laboureur?

La cause première de la goutte étant une altération de la fonction des organes de la digestion, d'où résulte une assimilation imparfaite des alimens, il est naturel, il est même nécessaire que cette maladie se développe lorsque les diverses causes, capables de produire ledit dérangement de la digestion, agissent constamment et pour ainsi dire en masse sur les nations et les individus.

§. J'ai dit que la digestion imparfaite des substances alimentaires ne peut produire qu'un chyle imparfait et vicieux quant à ses qualités et à sa composition, et que le sang qui résulte de ce chyle, doit être également vicieux quant à sa qualité et quant à sa composition.

Cette composition vicieuse du sang, quoiqu'elle ne soit que l'effet et le produit du dérangement de la fonction des organes de la digestion, est cependant une des conditions essentielles de la formation de la goutte. Les preuves les plus fortes et les plus nombreuses viennent à l'appui de ce que je viens de dire. Je vais en rapporter quelques-unes dont l'autorité est décisive et dont le témoignage est irrécusable.

D'abord, et j'ai déjà eu occasion de citer

ce fait, on trouve dans le sang des personnes atteintes de la goutte, surtout lorsqu'il a été tiré dans le moment d'un accès, de petites molécules d'une matière calcaire, etc.

Dans les vaisseaux lymphatiques de ces personnes on trouve quelquefois des dépôts, des concrétions dures, également composés d'une matière calcaire.

Les sécrétions principalement fournissent les preuves les plus évidentes de la composition vicieuse du sang chez les goutteux.

Le sang artériel, après avoir été pour ainsi dire animé d'une vie nouvelle en circulant dans le poumon, est distribué par mille canaux dans toutes les parties du corps, et partout il sert au renouvellement de la vie et de la substance des organes. De cette métamorphose du sang, qui diffère selon les différens modes de vie de chaque organe, résultent les diverses sécrétions.

D'après cela il est clair que la composition du sang doit puissamment influer sur la composition des sécrétions, et que la composition vicieuse de ces dernières annonce nécessairement un mélange vicieux du sang; ainsi les sécrétions des personnes atteintes de la goutte peuvent nous servir de preuves de la composition et de la qualité de leur sang. Et, à cet égard, qu'est-ce que l'expérience nous apprend?

L'urine de ces personnes dépose fréquemment un sédiment muqueux blanchâtre ou rougeâtre, dans lequel on remarque une grande quantité d'une matière calcaire, etc. D'autres fois des filamens blanchâtres, presqu'uniquement composés de cette même matière, nagent dans l'urine des goutteux. Ce dépôt devient surtout très-considérable à la fin des accès de goutte régulière, lorsque les urines deviennent critiques, c'est-à-dire, lorsque l'évacuation des matières nuisibles par les urines annonce le rétablissement de la santé.

Tout cela ne prouve-t-il pas, avec la dernière évidence, que le sang des personnes atteintes de la goutte contient des parties hétérogènes et nuisibles, qu'une portion de ces substances, étrangères à notre organisation, s'évacue avec les urines, et que dans les accès de goutte le rétablissement de la santé ne s'opère que moyennant l'expulsion de cette matière hétérogène, produit matériel de la maladie ?

Il en est de même de la sécrétion de la peau. Les transpirations des goutteux, et principalement les sueurs critiques, qui se manifestent à la fin des accès de goutte, contiennent beaucoup de parties calcaires. Ce phénomène est encore plus frappant, lorsqu'on examine les transpirations critiques locales qui surviennent aux parties, et notamment aux articulations, qui ont été le siège de l'inflammation goutteuse : souvent ces transpirations locales déposent une quantité incroyable d'une matière calcaire sur le linge et autres étoffes qui servent à couvrir la partie affectée ; et cette évacuation procure un très-grand soulagement aux malades.

N'est-il donc pas évident que dans la goutte, le sang est chargé de matières hétérogènes qui l'irritent et dont il se débarrasse par ces transpirations générales et locales, et que l'évacuation de ces substances est suivie de la diminution et de la cessation de la fièvre et de l'affection locale?

Souvent on observe chez les personnes atteintes de diverses maladies d'origine goutteuse, que l'évacuation d'urines troubles, déposant un sédiment plus ou moins épais, ou des transpirations d'une nature particulière, les soulagent considérablement et pendant plus ou moins long-temps. Quelle peut en être la cause? D'où vient-il que la goutte occasionne si souvent la gravelle, et le calcul des reins et de la vessie, et que cette maladie n'est dans la plupart des cas qu'une forme irrégulière, une espèce de dégénération de la goutte?

D'où vient enfin que, chez le même individu, la goutte et la gravelle alternent souvent de telle manière, que l'une de ces maladies se manifeste lorsque l'autre a cessé, et qu'elles se remplacent, pour ainsi dire, mutuellement et à plusieurs reprises?

Voici l'explication de tous ces phénomènes: dans la goutte il existe un mélange vicieux du sang, et lorsque la plus grande partie des substances hétérogènes contenues dans le sang se portent sur les reins et la vessie, cet état peut produire la gravelle, et celle-ci donner lieu à la formation du calcul.

L'évacuation de ces matières hétérogènes cesse-t-elle de s'effectuer par les urines, alors la goutte se reproduit sous les diverses formes qui lui sont particulières.

Les nodus goutteux sont encore une preuve convaincante de la composition vicieuse du sang chez les goutteux.

Nous avons vu que la goutte régulière occasionne une inflammation dans les articulations, laquelle se dissipe ordinairement à l'apparition de fortes transpirations locales, chargées de matières calcaires, etc. Souvent cette inflammation goutteuse produit une exsudation lymphatique dans la partie affectée; la lymphe exsudée dépose une matière calcaire, gypseuse, laquelle reste seule après que les parties aqueuses ont été ramenées dans la circulation des humeurs. Cette inflammation goutteuse n'a-t-elle pas été causée par l'afflux des substances hétérogènes dans la partie qui devient le siège de l'inflammation? Qui voudrait, qui pourrait en douter, voyant que la seule évacuation de ces matières étrangères, au moyen de suffisantes transpirations locales, est capable de dissiper l'inflammation au point de n'en laisser aucune trace? Les exsudations lymphatiques, source des nodus, ne sont-elles pas également des transpirations locales qui, au lieu de se faire jour au dehors, s'épanchent dans le tissu de la partie affectée? D'après cela, l'origine des nodus goutteux peut-elle n'être pas claire pour qui que ce soit? et ne prouvent-ils pas évidemment que, dans la goutte, le sang chargé de matières hétérogènes, en dépose une partie dans le siége de l'affection locale?

Les nodus, ou d'autres concrétions qui leur ressemblent, peuvent se former dans toutes les parties du corps; dans les organes externes et internes, dans le cœur, les vaisseaux, le poumon, partout on en trouve.

Ainsi, la goutte est toujours la même: partout elle annonce une composition vicieuse du sang, partout elle en laisse les traces les plus visibles. Souvent, et dans diverses parties du corps, ces dépôts se font d'une manière si imperceptible, que les malades n'en sont aucunement affectés : ce qui prouve à quel point, dans la goutte, même hors les accès, le sang peut être surchargé de matières étrangères.

Et en outre, la matière calcaire contenue dans les crachats des goutteux, celle que rendent les ulcères arthritiques, le tartre qui se dépose souvent en abondance sur les dents des personnes atteintes de la goutte, tous ces phénomènes ne nous le démontrent-ils pas?

Et quelle autre cause pourrait nous expliquer pourquoi les plus violentes coliques, occasionées par la goutte, cessent quelquefois tout-à-coup, après l'évacuation d'une selle abondamment chargée de matières calcaires?

D'autres preuves à l'appui de cette vérité, se présentent en foule.

Nous avons vu que les hémorroïdes remplacent souvent les accès de goutte, et sont elles-mêmes remplacées par ces derniers, que la guérison de la goutte est quelquefois l'effet de l'apparition d'un flux hémorroïdal, et qu'en général cette maladie est très-souvent occasionée par la goutte. D'où vient ce rapport intime entre ces maladies?

Si ce que nous avons dit de la composition du sang dans la goutte est fondé, doit-on s'étonner qu'un flux hémorroïdal prévienne et remplace les accès, surtout lorsqu'il évacue périodiquement une partie des matières hétérogènes contenues dans le sang? et la suppression de ces hémorroïdes ne doit-elle pas être suivie de l'apparition de la goutte sous une autre forme? D'après cela, aucun de mes lecteurs ne s'étonnera de ce que ces deux maladies puissent alternativement se manifester chez le même individu. Les hémorroïdes étant une vraie maladie dépurative, si souvent occasionée par la goutte, cela ne prouve-t-il pas, que dans la goutte le sang est chargé de matières hétérogènes, dont la nature s'efforce de se débarrasser par une voie quelconque?

D'où vient que chez les femmes, la goutte est beaucoup plus rare que chez les hommes?

Je crois que c'est en partie l'évacuation périodique des menstrues qui en est cause. N'est-ce pas par la même raison que chez les femmes la goutte se manifeste principalement à l'époque de la cessation des règles ? Les menstrues chez les femmes paraissent à cet égard être l'équivalent des hémorroïdes chez les hommes.

Si des évacuations sanguines, telles que les hémorroïdes, etc., peuvent remplacer les accès de goutte, si elles sont capables d'opérer la guérison radicale de cette maladie, enfin si la suppression de ces évacuations peut donner lieu à la formation de la goutte, tout cela ne prouve-t-il pas de la manière la plus évidente que, chez les personnes atteintes de la goutte, le sang contient des parties hétérogènes, dont il parvient quelquefois à se débarrasser au moins en partie, au moyen des diverses évacuations dont je viens de parler ?

Une autre observation frappante vient à l'appui de mon opinion.

Assez souvent, on a vu la goutte se déclarer chez des personnes accoutumées à se faire saigner à certaines époques de l'année, dès qu'elles eurent cessé cette pratique. Vouloir prétendre que, dans ces cas, la seule surabondance du sang ait occasioné la goutte, serait contradictoire à la raison et à l'expérience.

Je le répète, et que mes lecteurs s'en pénètrent bien, tout ce que je viens de dire à l'égard des sécrétions et excrétions prouve d'une manière irrécusable la composition vicieuse du sang dans la maladie dont nous nous occupons. En pourrait-il être autrement, attendu que le sang seul vivifie et alimente toutes les parties de notre corps? et si tous les organes doivent leur existence uniquement au sang, leurs sécrétions peuvent-elles n'être pas dans la même dépendance?

Assez et de trop fortes preuves ont été données pour laisser le moindre doute dans les esprits les plus incrédules et les moins éclairés. Après cela, qui voudrait, qui pourrait se refuser à tant d'évidence? Cependant, comme c'est ici le point fondamental de ma doctrine, qu'on me permette de rapporter encore une preuve, tirée de la nature des causes occasionelles de la goutte.

Nous avons vu que les principales d'entr'elles sont une alimentation trop abondante et trop succulente, l'abus des boissons spiritueuses, la vie sédentaire, le dérangement de la transpiration, etc.

Toutes ces influences ne doivent-elles pas

nécessairement entraîner la composition vicieuse du sang qui, selon moi, existe dans la goutte?

Quant aux deux premières, personne ne peut en douter. Il est trop clair qu'une quantité d'alimens et de boissons, disproportionnée au besoin du corps et aux forces de l'estomac, doit occasioner des digestions imparfaites, et que celles-ci doivent à la longue altérer la composition du sang.

Et la vie sédentaire n'exerce-t-elle pas également l'influence la plus nuisible sur les digestions, et ne produit-elle pas en outre une inaction, une sorte de langueur dans les sécrétions et les excrétions? D'où il vient que beaucoup de parties hétérogènes destinées à être expulsées restent dans la circulation du sang.

Et n'en est-il pas de même du dérangement et de la suppression de la transpiration?

L'abus des plaisirs physiques de l'amour et la trop grande application d'esprit, deux causes nuisibles à l'énergie des fonctions de l'estomac, ne doivent-elles pas nécessairement influer d'une manière défavorable sur le mélange du sang?

L'expérience prouve que les affections de l'âme, celles surtout qui abattent l'énergie du système nerveux, produisent le même effet. Aussi contribuent-elles souvent et puissamment au développement de la goutte.

§. Si l'opinion que je viens d'émettre sur l'essence et la cause première de la goutte est exacte, si elle est l'expression fidèle de la nature, il faut que la pratique elle-même la confirme, et que le traitement basé sur cette théorie conduise toujours à d'heureux résultats : c'est par là que la vérité de mon opinion doit confondre ses adversaires, si réellement il y a des hommes de bonne foi assez aveugles pour se refuser à des preuves aussi nombreuses et aussi palpables.

D'où vient-il qu'un régime opposé à celui que j'ai dit plus haut être une des causes principales de la goutte, soulage toujours considérablement et guérit, dans certains cas, les personnes atteintes de la goutte?

D'où vient-il que les résolutifs, les apéritifs et les dépuratifs, ceux surtout qui opèrent l'évacuation des matières hétérogènes par les urines, les transpirations etc. sont toujours si salutaires dans la goutte, et qu'ils en retardent souvent les accès pendant très long-temps?

Ma méthode curative de la goutte, dirigée non-seulement contre la mauvaise composition du sang, mais en même temps contre le vice des organes de la digestion, première source des qualités nuisibles du sang : comment se fait-il que cette méthode produit les effets les plus salutaires, et qu'elle opère la guérison radicale de la goutte, souvent d'une manière surprenante, et dans les cas les plus désespérés? Tous ces faits, journellement constatés, ne sont-ils pas autant de preuves irrévocables que ma théorie sur la formation de la goutte est en harmonie avec la nature et l'expérience? Je me dispense d'entrer à cet égard dans aucun détail. Il serait inutile de donner des explications là où le simple bon sens suffit pour juger.

§. La composition vicieuse du sang, les qualités nuisibles qui en résultent doivent exercer la plus grande influence sur les vaisseaux destinés à distribuer cette liqueur vivifiante dans toutes les parties du corps. En effet, il est hors de doute que dans la goutte, *les membra-*

nes des vaisseaux sont le siége d'une irritation habituelle qui se prononce plus ou moins selon la différence du tempérament de l'individu. Cette irritation doit être regardée comme un état légèrement inflammatoire, analogue à celui que les accès de goutte produisent dans les membranes des articulations, comme le prouve l'examen des symptômes précurseurs des accès de goutte.

Parmi ces symptômes, nous remarquons quelques-uns des plus essentiels et des plus ordinaires, par exemple, une violente oppression de poitrine, une anxiété autour du creux de l'estomac, des pulsations spasmodiques, irrégulières, intermittentes et déprimées, des accès de vertige, etc., qui annoncent bien moins une affection du poumon, qu'une souffrance toute particulière du cœur, le centre de la circulation du sang, et la racine commune de tous les vaisseaux dont nous parlons. L'augmentation du volume du corps que l'on observe assez souvent, n'est-elle pas la suite de l'irritation générale de tout le système vasculaire?

Les fréquentes répercussions de l'inflammation goutteuse des articulations sur le cœur et ses membranes, sur les terminaisons tendineuses de ces muscles, ainsi que sur les membranes des vaisseaux;

Les dépôts de matières calcaires que l'on trouve fréquemment dans les mêmes parties;

Les ossifications du cœur et des gros vaisseaux, si souvent causées par la goutte, et parfaitement analogues, quant à leur composition, aux nodus goutteux des articulations;

Les diverses formes de goutte atonique qui attaquent le cœur, et alternent quelquefois avec des accès de goutte régulière (voy. plus haut);

Les inflammations chroniques du cœur et des vaisseaux, causées par la goutte;

Les fréquens rapports de la goutte avec les anévrismes, etc. (voyez plus haut);

Tous ces phénomènes prouvent suffisamment que, dans la goutte, il existe une irritation du cœur et des membranes des vaisseaux. Cette irritation, qui est une suite de la composition vicieuse du sang, est seule la cause de ce que la goutte se manifeste si souvent dans ces parties, et qu'elle y laisse des traces si visibles et si dangereuses.

Cette irritation générale des vaisseaux explique aussi tous les phénomènes de la goutte errante.

Fréquemment nous voyons les douleurs de goutte changer de place très-subitement, et ces déplacemens se suivre rapidement, et à plusieurs reprises. Quelquefois la douleur se porte même sur une partie très-éloignée.

Il est impossible d'expliquer ces phénomènes par un transport de la matière goutteuse d'une partie à l'autre.

La seule cause en est l'irritation des vaisseaux. Cette irritation, en se développant de préférence et plus ou moins rapidement dans une partie ou dans plusieurs à la fois, occasionne les déplacemens des douleurs de goutte dont je viens de parler. Cette explication seule est conforme à l'expérience et à la saine physiologie.

D'où vient-il que la goutte régulière se manifeste de préférence chez les personnes d'un tempérament sanguin colérique?

La raison en est que ce tempérament n'est souvent que la suite et l'effet de la disposition goutteuse, et qu'en général l'état du sang des personnes atteintes de la goutte est très-analogue à celui qui se manifeste chez les tempéramens sanguins colériques.

Cet état d'irritation du cœur et des vaisseaux n'est pas à la vérité une condition absolue de la formation de la goutte, mais il est si intimement lié avec l'*essence* de cette maladie, il en est un effet si immédiat et presque si nécessaire, qu'il devient d'une haute importance, non-seulement pour le diagnostic, mais pour le traitement de la goutte. Cette irritation, sans être une des conditions nécessaires de la naissance de la goutte, accompagne presque toujours cette maladie, et c'est pour cette raison que je me suis cru obligé d'appeler sur ce point l'attention de mes lecteurs.

§. De tout ce qui a été dit, il résulte que la goutte est une maladie *de toute la reproduction*, et par conséquent *de toute la vie végétative* de l'organisme, et que ce qui la caractérise dans son ensemble, c'est :

1°. *Un dérangement de la fonction des organes de la digestion, qui consiste en une assimilation imparfaite et vicieuse des substances nutritives ;*

2°. *Un mélange vicieux du sang ;*

3°. *Une irritationgénérale du système vasculaire.*

Le résumé que je viens de faire contient en substance le résultat le plus important de mes recherches pour le diagnostic et le traitement de la goutte.

§. Je viens d'émettre mon opinion sur la cause première et l'essence de la goutte. Je me flatte que les preuves sur lesquelles elle est appuyée sont assez solides et assez claires pour ne laisser à mes lecteurs aucune incertitude à cet égard. Il me reste à donner l'explication de plusieurs phénomènes propres à la marche de la maladie, que nous connaissons. Et d'abord il se présente ici une question :

Qu'est-ce que c'est que les accès de goutte? Et d'où vient-il que cette maladie, dont la source et le siège sont internes, fasse de temps en temps des apparitions au dehors?

Les forces vitales qui animent l'organisme ne souffrent point sans résistance l'action des diverses causes nuisibles et opposées à la nature du corps. Lorsqu'un agent quelconque influe d'une manière nuisible sur quelque partie du corps que ce soit, l'action vitale s'oppose à cet agent et en combat la tendance. Cette espèce de lutte entre la cause nuisible et l'action vitale, peut se communiquer d'une partie d'un organe à l'organe entier, d'un organe à un système entier, d'un système à tout l'organisme : cette communication progressive dépend de la gravité de la cause nuisible, de l'importance et de la nature de l'organe sur lequel elle exerce son influence, de la constitution et du tempérament de l'individu, etc., etc.

Je viens de donner en peu de mots l'explication de l'origine de toutes les maladies : toutes ne sont autre chose que l'expression des efforts de l'organisme pour combattre et éloigner une influence nuisible quelconque.

Lorsque la lutte entre l'action vitale et la cause nuisible se borne à une partie, alors la maladie qui en résulte est locale; lorsque toutes les parties et tous les systèmes y prennent une part plus ou moins active la maladie devient générale.

L'extension plus ou moins grande de cette

lutte conservatrice entre l'action vitale et la cause nuisible fait la principale différence d'entre les maladies chroniques et les maladies aiguës.

Tant que le dérangement survenu dans une partie quelconque ne se réfléchit point dans la totalité de l'organisme, sa durée n'est point déterminée, l'organisme peut le supporter plus ou moins long-temps, et alors il appartient à la classe des maladies chroniques.

Mais dès que le dérangement local entraîne la totalité de l'organisme dans la lutte contre l'agent nuisible, alors toutes les forces vitales de l'organisme se trouvent dans un état d'exaltation, et la maladie devient aiguë et fébrile.

C'est sur ces considération que je baserai la solution de la question posée plus haut, relativement aux accès de goutte.

Nous avons prouvé que, dans cette maladie, il existe une composition vicieuse du sang. Les matières hétérogènes, quoiqu'entièrement dissoutes et intimement liées avec le sang, lui communiquent des qualités nuisibles, et ne peuvent être regardées que comme autant d'agens opposés à la nature de notre corps. Pendant plus ou moins longtemps, l'organisme supporte, et le mélange vicieux du sang, et ses qualités nuisibles; mais lorsque la quantité des matières hétérogènes s'est accrue jusqu'à un certain point leur effet nuisible et ennemi de notre organisation finit par compromettre essentiellement les fonctions et même la vie de l'organisme: alors l'instinct conservateur se réveille; les forces vitales, puissamment stimulées et attaquées dans leur existence même, cherchent à combattre la tendance ennemie des agens nuisibles. Cette lutte, communiquée à toutes les parties du corps, est la source de la fièvre qui accompagne les accès de goutte régulière.

Il est essentiel d'observer que cette lutte n'éclate point tout-à-coup dans toute sa violence. Au contraire, elle se prépare plus ou moins lentement, elle augmente graduellement, et ce temps de préparation est la période des symptômes précurseurs des accès de goutte.

En effet, ces symptômes que nous annoncent-ils? Ils indiquent clairement que la composition vicieuse du sang commence à devenir funeste à la nature de l'organisme; qu'elle occasionne des dérangemens très-manifestes dans plusieurs organes, et que les forces vitales tendent à expulser par une voie quelconque les matières hétérogènes contenues dans la masse du sang. Qu'on examine avec attention les symptômes précurseurs des accès de goutte, et on se convaincra pleinement de la vérité de ce que je viens de dire.

Pendant ce temps de préparation, l'exaltation commence et l'action des forces vitales manifeste une tendance particulière à se développer avec plus d'énergie dans une articulation, le plus souvent dans celle de l'orteil, d'où il vient qu'une grande quantité des matières hétérogènes du sang se dirige sur cette partie. C'est là l'origine de l'inflammation goutteuse des articulations. La fièvre se déclare en même temps que la douleur de l'articulation affectée, preuve certaine que toutes les parties de l'organisme font des efforts communs pour expulser les agens nuisibles qui menacent l'intégrité des fonctions. Seulement dans l'articulation affectée, ces efforts sont beaucoup plus prononcés, parce que la lutte salutaire des forces vitales a déterminé et, pour ainsi dire, forcé une grande quantité de matières hétérogènes à se porter sur cette partie pour y trouver un passage, une voie d'excrétion. Voilà l'origine et le développement des accès de goutte, lorsque cette maladie se manifeste dans sa plus grande régularité.

Plus haut, nous avons considéré la marche et la terminaison des accès, nous avons vu comment la santé générale et locale se rétablit, c'est-à-dire, comment la fièvre et l'affection locale diminuent et disparaissent : la première, au moyen d'urines et de transpirations générales critiques; la seconde, au moyen de fortes transpirations locales également chargées de matières hétérogènes.

Ainsi, pour me résumer, les accès de goutte ne sont occasionés que par la trop grande quantité de matières hétérogènes qui altèrent la composition du sang, et par les efforts que l'organisme fait pour les expulser au moyen de diverses évacuations critiques.

§. L'origine des accès de goutte, telle que je

viens de la développer, nous explique la périodicité de cette maladie. Lorsqu'un accès est terminé, et que de suffisantes évacuations critiques ont eu lieu, la masse du sang est plus ou moins débarrassée des matières hétérogènes qui en altéraient la composition: de là le bien-être, de là cette santé parfaite, qui suit ordinairement les accès de goutte.

Mais le vice de la fonction des organes de la digestiou subsiste toujours et la source de la composition vicieuse du sang n'est point tarie. Les matières hétérogènes se renouvellent et augmentent progressivement jusqu'à ce que leur trop grande accumulation provoque un nouvel accès de goutte.

C'est là la cause principale de la périodicité de la goutte. Il est naturel que les accès doivent se renouveler plus ou moins fréquemment, selon que les diverses causes occasionelles indiquées plus haut agissent avec plus ou moins de force et de constance sur les individus atteints de la goutte. Mais d'où vient-il que plus les accès de goutte se sont renouvelés, plus ils deviennent fréquens?

Je réponds d'abord que plus une maladie dure, plus elle s'enracine et plus elle prend d'intensité et d'extension, par conséquent plus les accidens causés par elle doivent devenir graves et fréquens.

Ensuite j'observe que les accès de goutte, quoique salutaires sous certains rapports, portent toujours une atteinte plus ou moins considérable aux forces vitales de l'organisme. L'affaiblissement qui en résulte augmente en raison directe de la fréquence et de la violence des accès, etc. Mais il est reconnu que, plus un corps est faible, moins il est capable de supporter les influences nuisibles qui agissent sur lui, et plus il est soumis à des dérangemens produits souvent par les causes les plus légères. C'est ce qui arrive dans la goutte comme dans toute autre maladie. L'affaiblissement progressif causé par le retour fréquent des accès, fait que, pour peu que les matières hétérogènes augmentent, l'organisme étant trop fortement attaqué par leur influence nuisible, il faut qu'il s'en débarrasse, au moins en partie; autrement il serait en danger de succomber sous le poids de la maladie: il faut donc nécessairement qu'un nouvel accès de goutte se développe.

Cet affaiblissement produit un autre effet, je veux dire des crises imparfaites et incomplètes. Dans ce cas, les évacuations critiques, soit générales, soit locales, nécessaires pour le rétablissement de la santé ne se font qu'imparfaitement; elles n'entraînent qu'une faible partie des matières hétérogènes, parce que tout l'organisme et notamment les organes excrétoires manquent du ton et de l'énergie nécessaires pour opérer l'expulsion dont je parle. Les matières hétérogènes qui restent dans la masse du sang sont une autre cause du retour plus prompt et plus fréquent des accès de goutte.

Ce que je viens de dire nous montre aussi pourquoi : plus la goutte est invétérée et plus ses accès se sont renouvelés souvent, plus elle est encline à devenir atonique ou irrégulière d'une manière quelconque.

§. J'ai dit que, dans la marche ordinaire et régulière da la goutte, les accès sont provoqués par l'augmentation progressif des matières hétérogènes contenues dans la masse du sang, et que leur développement s'opère, non pas subitement et tout-à-coup, mais lentement et presqu'insensiblement. Cependant, comme j'ai déjà eu occasion de l'observer plus haut, les accès de goutte se déclarent quelquefois tout-à-coup et presqu'immédiatement après l'influence de certaines causes, par exemple, d'un excès de table, d'un excès dans les plaisirs physiques de l'amour, d'une violente colère, frayeur, ou toute autre émotion forte, d'un réfroidissement subit, etc., et que ces cas arrivent principalement chez les personnes qui ont déjà éprouvé de fréquentes atteintes de cette maladie.

Comment expliquer ce phénomène opposé à la marche ordinaire de la goutte?

D'abord je répète que la goutte invétérée, devant être plus forte et plus grave en raison directe de son ancienneté, doit se réveiller plus facilement et plus promptement, lorsque des causes très-fortes et très-favorables au développement de cette maladie agissent sur les personnes qui en sont atteintes.

Il est une autre raison qui explique ce

phénomène, même lorsqu'il se manifeste chez des personnes dont la goutte n'est nullement invétérée.

Nous avons vu que, pour produire un accès de goutte, deux conditions sont absolument nécessaires, savoir : la présence de matières hétérogènes dans le sang, et les efforts des forces vitales de l'organisme pour expulser ces matières.

Dans les cas ordinaires, l'augmentation trop considérable des matières hétérogènes, en éveillant la réaction des forces vitales, a, pour ainsi dire, la plus grande part au développement de l'accès.

Mais, dans les cas dont nous parlons ici, c'est au contraire l'exaltation de l'action des forces vitales qui y contribue le plus puissamment, et voici de quelle manière : une personne a une disposition arthitrique innée ou acquise, ce germe dort, ou plutôt il n'est point prêt à manifester son existence par l'apparition d'un accès de goutte ; tout-à-coup une cause très-nuisible agit sur un organe ou sur l'organisme entier avec tant de violence, que tout le système nerveux, toute la masse du sang, et généralement toutes les parties du corps prennent la part la plus active à l'irritation qui en résulte. Voilà une des conditions nécessaires pour le développement d'un accès de goutte; l'autre, la présence de matières hétérogènes dans la masse du sang, existait déjà antérieurement, D'après cela est-il étonnant que, dans ces circonstances, un accès de goutte puisse se déclarer très-promptement, et même tout-à-coup? l'exaltation des forces vitales, quoique produite par une cause indépendante de la maladie, donne alors lieu au développement rapide d'un accès de goutte dont le germe existait déjà dans l'organisme.

§. D'où vient-il que les accès de goutte se manifestent de préférence au printemps et dans l'automne?

Une des causes de ce phénomène est la périodicité même de cette maladie, périodicité dont la cause principale est interne, ainsi que nous venons de le voir.

Mais en outre, en examinant les effets particuliers du printemps et de l'automne sur notre organisme, nous trouverons la raison pourquoi les accès de goutte se manifestent le plus souvent dans ces deux saisons.

La température d'hiver n'est point favorable à la fonction de la peau. Pendant cette saison, la transpiration et surtout la perspiration insensible se ralentissent considérablement et peuvent s'arrêter entièrement. Plus haut, nous avons vu que les dérangemens de la fonction de la peau sont une des principales causes occasionelles de la goutte : il n'est donc point étonnant que pendant l'hiver le dérangement intérieur, qui constitue l'essence de la goutte, augmente d'intensité et d'extension.

Le printemps produit le même effet, mais d'une manière différente. Dans cette saison, les variations fréquentes et souvent subites de la température ocasionnent également des dérangemens de la fonction de la peau. Mais ces influences nuisibles, agissant alors avec plus de force et plus de rapidité, provoquent dans l'organisme des réactions beaucoup plus violentes, lesquelles, en devenant générales, donnent lieu au développement des accès de goutte. En général, le printemps est une saison de développement pour toute la nature. A cette époque toute la masse du sang et des humeurs se trouve dans un état de mouvement et d'agitation et, pour ainsi dire, de fermentation, et cette seule cause peut nous expliquer pourquoi, dans cette saison, les accès de goutte sont si fréquens.

Dans l'automne, les mêmes impressions nuisibles de l'atmosphère, causées par les variations et l'humidité de la température, peuvent donner lieu au retour des accès de goutte. En outre, il faut considérer que, pendant l'été, diverses influences nuisibles aux fonctions des organes de la digestion peuvent avoir agi sur l'organisme. La chaleur et d'autres causes qui en dépendent, produisent des relâchemens dans les voies digestives, des altérations dans les diverses secrétions des organes, et par conséquent des digestions imparfaites et vicieuses. D'après cela, il n'est pas étonnant que, pendant l'été, le vice qui constitue l'essence de la goutte puisse s'aggraver et qu'un nouvel accès de cette maladie se déclare dès que les influences nuisibles de l'automne commencent à se faire sentir.

§. Nous avons examiné la marche de la goutte aiguë régulière, les causes de sa périodicité, etc. Il me reste à indiquer les causes de la goutte chronique irrégulière, ainsi que celles de la goutte atonique et répercutée.

La cause principale et ordinaire de la forme chronique de la goutte est une faiblesse de l'articulation, surtout lorsque cet état local est accompagné d'une faiblesse générale de la constitution. Souvent, à la vérité, cette faiblesse, soit locale, soit générale, est la suite d'un traitement mal combiné; mais à part cela, elle se manifeste toujours et inévitablement chez les personnes âgées atteintes d'une goutte invétérée. Lorsque l'inflammation goutteuse d'une articulation occasionne une exsudation, et que celle-ci produit d'abord un épaississement des ligamens, etc., et plus tard de véritables nodus, alors ces terminaisons même de l'inflammation peuvent devenir les causes de la forme chronique de l'affection goutteuse des articulations.

Lorsque la goutte se fixe définitivement sur une seule articulation, et qu'elle y devient tout-à-fait habituelle, c'est presque toujours à un état d'atonie de cette partie, et principalement à un relâchement de ses ligamens, que la continuité de la maladie doit être attribuée.

L'atonie et le relâehement dont je parle sont quelquefois l'effet d'une cause mécanique, par exemple, d'une chute, d'un coup, d'une contusion, d'une luxation, etc.; d'autres fois cet état date de la naissance de l'individu. C'est d'une affection goutteuse habituelle de ce genre que proviennent les hydropisies arthritiques des articulations, les tumeurs, principalement dans l'articulation du genou; les déviations de l'épine du dos; la bosse ainsi que la sciatique, le lumbago, la claudication occasionés par la goutte.

§. Les causes de la goutte atonique varient à l'infini; elles se compliquent très-diversement, et c'est ce qui en rend la recherche souvent très-difficile La reconnaissance de ces causes est toujours de la plus haute importance, non-seulement parce qu'elle influe beaucoup sur le traitement, mais parce qu'elle contribue puissamment à répandre du jour sur le diagnostic des cas les plus obscurs et les plus compliqués.

Ce qui dispose en général aux diverses formes de goutte atonique est une faiblesse, une atonie de la constitution; surtout lorsqu'elle est accompagnée d'une exaltation de la sensibilité nerveuse. C'est pour cela que la goutte atonique se manifeste de préférence chez les personnes d'une constitution faible et d'un tempérament nerveux; et que, proportion gardée, nous l'observons bien plus souvent chez les femmes que chez les hommes. Par la même raison, cette maladie devient facilement atonique chez les personnes âgées atteintes d'une goutte invétérée.

La forme même et le siége de la goutte atonique, dépendent de la faiblesse ou de l'irritation relatives qui se manifestent dans un système ou dans un organe quelconque.

Cette faiblesse et cette irritation peuvent être innées ou acquises; elles peuvent s'être développées rapidement ou insensiblement, et par l'influence des causes très-diverses et tout-à-fait indépendantes de la goutte.

C'est ainsi que la tension violente et démesurée d'un organe quelconque peut y attirer la goutte ; que les fortes hémorrhagies, les évacuations excessives de tout genre, les affections de l'âme, qui agissent avec force et continuité, les violens purgatifs et d'autres médicamens ébranlent profondément l'énergie de l'organisme entier ou d'un organe en particulier ; et en général toutes les causes qui produisent un abattement subit des forces vitales, peuvent donner lieu au développement des diverses formes de goutte atonique. Les parties, ainsi affaiblies ou irritées, en deviennent d'autant plus facilement le siège, qu'un obstacle quelconque empêche que les matières hétérogènes soient déposées sur les articulations.

Il peut arriver de même que chez les personnes âgées et atteintes d'une goutte invétérée, les vaisseaux capillaires des articulations s'engorgent et s'obstruent, et que ne pouvant plus alors servir au passage des matières hétérogènes, celles-ci se refoulent sur une autre partie du corps. Lorsque la goutte s'est portée sur un organe interne quelconque, il s'établit souvent entre cet organe et les articulations affectées une espèce d'antagonisme, qui fait que la maladie se manifeste alternativement tantôt dans l'une de ses parties, tantôt dans l'autre.

Nous observons de même que chez les personnes atteintes d'une goutte invétérée, des accès faibles et irréguliers dans les articulations, alternent avec la gravelle et le calcul, avec des coliques, des diarrhées, des douleurs d'estomac, et en général avec diverses affections des organes de l'abdomen.

§. Diverses influences nuisibles peuvent occasioner la répercussion de la goutte, surtout lorsqu'elles agissent pendant le cours d'un accès ou immédiatement avant son commencement. De ce nombre sont les fortes émotions de l'âme, principalement la colère et la frayeur; un échauffement ou refroidissement excessif, le passage subit de la chaleur au froid; un traitement mal combiné interne ou externe, principalement l'application imprudente de divers topiques froids et astringens, une chaleur trop forte, des bains de pieds trop chauds, divers narcotiques très-actifs qui, en abattant par trop l'irritation locale, empêchent l'attraction de la matière goutteuse vers l'articulation.

Les violens drastiques, les fortes saignées, etc., peuvent produire le même effet. C'est ainsi qu'une saignée au bras peut occasioner la répercussion subite du *podagra* sur une partie interne.

CHAPITRE IV.

CHAPITRE IV.

POSSIBILITÉ DE GUÉRIR LA GOUTTE. — PRONOSTIC.

Un préjugé funeste, que nous avons déjà signalé au commencement de cet ouvrage, s'est emparé de tous les esprits : « La goutte, » dit-on, est une maladie inguérissable ; » c'est le scandale de la médecine, elle ne » possède aucun agent thérapeutique capa- » ble de lutter avec succès contre un des plus » terribles fléaux qui accablent le genre hu- » main ; la seule consolation qui reste aux » malheureux qui en sont affligés est dans

» la patience et la résignation. » C'est là le raisonnement de ceux qui regardent la goutte comme une maladie contre laquelle tous les efforts de l'art doivent échouer, et qui n'admet que des adoucissemens, des ménagemens et un régime convenable.

D'autres au contraire regardent la goutte comme un bien, et lui attribuent la vertu de conserver la santé et de prolonger la vie des personnes qui en sont atteintes.

Si les premiers voient dans la goutte un ennemi destructeur qui désole et décime impunément le genre humain, et dont la puissance est supérieure au génie de l'homme et aux forces de la nature; les derniers la regardent comme l'ange tutélaire préposé à la garde de la santé et de la vie, et que l'on ne pourrait attaquer sans exposer à une perte certaine celui que l'on chercherait à en défaire. Ainsi, d'un côté il serait inutile d'employer aucun remède pour sauver ceux de nos semblables qui sont exposés aux attaques violentes et souvent meurtrières de la goutte; d'un autre côté, toute tentative de les soulager leur coûterait la vie.

Non, la goutte n'est point une maladie absolument incurable. Ce fait est impossible, parce qu'il serait contradictoire au principe de toute vie et de toute maladie.

Deux conditions sont d'une nécessité absolue pour le développement d'un organisme quelconque. Ces deux conditions essentielles sont le principe absolu de vie, lequel se manifeste d'une manière particulière dans chaque espèce d'organisme, et l'influence de la nature extérieure, avec laquelle tous les organismes sont dans un contact perpétuel et dans une communication réciproque, qui ne peut être interrompue un seul instant sans entraîner la destruction de l'organisme. C'est à cette action et réaction perpétuelles entre la force vitale et la nature extérieure que tous les organismes doivent leur naissance et leur développement. La première de ces conditions, la force vitale, est toujours la même quant à son principe et sa nature; elle ne peut s'altérer, étant une émanation du principe absolu de vie, qui ne peut être sujet à aucune variation. Mais l'organisme particulier dans lequel elle se manifeste peut changer selon la différence des influences que la nature extérieure exerce sur lui. Lorsque la force vitale d'un organisme quelconque ne reçoit de la nature extérieure que des impressions analogues et en harmonie avec la nature de l'organisme, alors celui-ci se trouve et se développe dans l'état que nous appelons la santé ; mais lorsque les impressions de la nature extérieure sont opposées à la nature de l'organisme, alors la manifestation des forces vitales s'altère et devient vicieuse. C'est là la source de toute maladie.

De ce que je viens de dire, il résulte :

1°. Que le principe vital de chaque organisme est invariable, et ne peut s'altérer de son propre fait et mouvement ;

2°. Que son expression, sa manifestation matérielle, diffèrent selon la différence de l'influence que la nature extérieure exerce sur l'organisme ;

3°. Que l'état de santé et l'état de maladie résultent des impressions favorables ou nuisibles de la nature extérieure sur les forces vitales de l'organisme.

Si les maladies pouvaient provenir d'un vice primitif du principe de vie, alors il ne saurait être question ni de traitement ni de guérison. Ce principe étant absolument incompréhensible à la raison humaine, comment parviendrait-on à en connaître les vices et les altérations, et sur quoi baserait-on le traitement?

Dans cette supposition, toutes les maladies seraient incurables, l'homme au moins ne serait aucunement en état de contribuer à leur guérison, le principe vital lui seul pourrait se guérir lui-même. Mais nous savons qu'un dérangement primitif du principe de vie est inadmissible, parce que toute vie particulière n'est qu'une expression particulière de la vie absolue et éternelle; et ce principe éternel pourrait-il s'altérer?

Si les maladies ne sont pas causées par un vice primitif du principe vital, si elles ne sont que le résultat des impressions défavorables de la nature extérieure sur l'organisme, vérité incontestable, aussi facile à prouver qu'impossible à nier, qui oserait prétendre qu'il y ait des maladies absolument incurables?

§. Est-il absolument impossible de parvenir à la connaissance des causes nuisibles qui donnent lieu au développement d'une maladie quelconque?

Non, quelque cachées, quelqu'obscures que ces causes soient, tôt ou tard on doit parvenir à les découvrir.

Et l'effet que ces causes externes ont produit dans l'organisme est-il impénétrable à l'esprit humain?

Tout changement dans l'organisme s'annonce par des indices plus ou moins sûrs, par des symptômes plus ou moins frappans. On est donc à même de reconnaître les effets que les causes externes ont produits sur l'organisme.

Ces effets une fois reconnus, l'essence de la maladie nous est dévoilée.

Connaissant le dérangement intérieur, produit des causes nuisibles, nous devons employer des moyens capables d'amener un changement opposé à celui qui constitue l'essence de la maladie. Lorsqu'un traitement repose sur des bases semblables, il ne peut manquer de produire d'heureux effets.

J'avoue que l'examen dont je viens de parler présente souvent les plus grandes difficultés ; que pour y réussir, il faut avoir un esprit pénétrant, un jugement sain, exempt de préjugés et de préventions, une patience et une persévérance à toute épreuve ; mais ces difficultés, quelque grandes qu'elles soient, ne sont point insurmontables.

Par une investigation assidue et minutieuse, on parvient à découvrir toutes les causes externes qui peuvent donner lieu au développement d'une maladie quelconque ; par l'étude attentive et sérieuse de la phénoménologie, par les autopsies cadavériques, etc., on parvient à la connaissance du dérangement intérieur qui en constitue l'essence. Parvenus à ce point, nous avons obtenu deux résultats importans.

D'abord nous savons quelles sont les influences que nous devons écarter pour ne point donner lieu à l'accroissement du mal, pour ne point l'alimenter ; d'où résulte en outre la nécessité d'exposer le malade à des influences dont l'effet est opposé à celui des causes occasionelles de la maladie. Ainsi cette recherche nous conduit à la connaissance du régime dans toute son étendue.

De plus, nous savons quel est le changement intérieur que nous devons opérer pour combattre et détruire celui qui constitue l'essence de la maladie; par conséquent nous n'agissons pas aveuglément ni empiriquement, mais nous avons un but fixe et précis.

§. Mais après tout, me dira-t-on, il faut trouver le moyen d'opérer le changement intérieur dont dépend la guérison de la maladie, et si la nature nous refuse ce moyen, à quoi aboutiront tous les travaux pour découvrir et l'essence et les causes occasionelles d'une maladie? En résultera-t-il autre chose qu'une vaine science, un amas de connaissances inutiles qui ne contribuent d'aucune manière au bonheur du genre humain? Une semblable théorie, dépourvue de tout moyen pratique, pourra-t-elle nous servir de guide dans le traitement d'une maladie?

A cela, je réponds qu'il est de toute impossibilité que la nature manque de moyens propres à opérer la guérison d'une maladie quelconque.

Dans la nature, la loi de l'opposition est une loi générale, une règle qui ne souffre aucune exception. Tout dans la nature existe par l'opposition : le pôle du nord pourrait-il exister sans celui du sud? L'électricité positive serait-elle imaginable sans son antagoniste, l'électricité négative?

Il en est de même de toutes les productions de la nature : il n'en est aucune dont l'existence pourrait être imaginée sans l'existence d'une autre diamétralement opposée quant à sa nature, ses qualités, etc. Vouloir nier ce principe, ce serait prétendre que la lumière et les ténèbres ne sont pas des phénomènes inséparables; que l'hiver pourrait exister sans l'été, le blanc sans le noir. Aucune qualité ne peut se manifester qu'en opposition avec une autre, car c'est dans la seule opposition que consiste l'apparition de toute existence particulière. Telle substance capable de produire tel changement dans l'organisme ne pourrait manifester cette qualité, s'il n'existait d'autres substances de qualités et d'effets tout opposés. Parlerait-on d'antiphlogistiques, s'il n'y avait pas des excitans, des relâchans, pas des astringens?

Il s'ensuit que tout agent capable de donner lieu au développement d'une maladie doit avoir son antagoniste, dont la tendance est toute opposée et les effets tout contraires. Ce principe est invariable, c'est une loi générale et sans aucune exception.

§. D'après cela, se peut-il qu'il y ait une maladie absolument incurable? Toutes ne sont, comme nous l'avons vu, que le résultat des influences nuisibles de la nature extérieure sur les forces vitales de l'organisme. Mais il est de toute nécessité que les impressions nuisibles qui ont causé une maladie aient leurs antagonistes; j'entends par là les influences favorables capables de produire un changement opposé à celui qui constitue l'essence de la maladie. Il s'ensuit que la nature doit renfermer des moyens curatifs contre toute altération de l'organisme, de quelle cause qu'elle provienne : toute maladie est donc susceptible d'un traitement et d'une guérison. Si nous ne connaissons pas les moyens curatifs contre toutes les maladies, ce n'est point la nature qu'il faut en accuser, mais la lenteur de l'esprit humain, qui n'est point encore parvenu à les découvrir. La nature, dont l'influence favorable est la source de la santé, pourrait-elle manquer de moyens pour combattre et détruire les maladies. Il ne peut y avoir aucune maladie absolument incurable; le prétendre, ce serait dire que la nature est défectueuse et en contradiction avec ses principes éternels et ses lois immuables.

Mais toute maladie peut être relativement incurable, c'est-à-dire, que la même maladie peut être susceptible de guérison chez un individu, et ne point l'être chez un autre.

Toutes les impressions de la nature extérieure, par conséquent tous les moyens curatifs, ne peuvent combattre une maladie qu'autant qu'ils disposent les forces vitales de manière à opérer des changemens opposés à ceux que la maladie avait produits. Il ne suffit donc pas qu'un médicament renferme toutes les qualités requises pour détruire une maladie quelconque, mais il faut en outre que les forces vitales de l'organisme soient dans un état à pouvoir seconder l'action des remèdes et être disposées convenablement aux opérations nécessaires pour la guérison.

Il s'en suit que, dans l'effet de tout moyen curatif, l'organisme n'est jamais passif, mais toujours éminemment actif, et que sans cette participation active de l'organisme il serait impossible d'imaginer l'effet d'aucun agent thérapeutique.

Lorsque les forces vitales d'un organisme sont affaiblies ou de toute autre manière déréglées et désordonnées, au point que même l'action des médicamens ne suffit point pour les relever, les régler et les disposer convenablement, alors sans doute il ne peut s'opérer aucune diminution, et encore moins la guérison de la maladie. Dans ce cas, lorsque la nature ou la gravité de la maladie ne sont point incompatibles avec la vie de l'organisme, celui-ci, quoiqu'altéré et défectueux, prolonge son existence pendant plus ou moins de temps. Mais lorsque la nature ou le degré de dérangement sont absolument incompatibles avec l'existence de l'organisme, alors ce dernier doit nécessairement succomber.

Ce que je viens de dire nous explique pourquoi toutes les maladies, et même celles dont le traitement est facile et suffisamment connu, peuvent dans certains cas résister à tous les moyens curatifs, et pourquoi toutes peuvent dans certaines circonstances entraîner la mort.

J'espère que maintenant mes lecteurs seront entièrement persuadés de la vérité de ces deux principes :

1°. Il ne peut y avoir aucune maladie absolument incurable ;

2°. Toutes les maladies peuvent être ou devenir relativement incurables.

§. Tout ce que je viens de dire s'applique également à la goutte; cette maladie, comme toutes les autres, ne peut être la suite d'une altération primaire du principe vital de l'organisme; elle ne peut provenir que d'une manifestation vicieuse de ce principe, causée par l'influence nuisible de la nature extérieure.

Ces impressions nuisibles sont les causes occasionelles de la goutte que j'ai indiquées plus haut. Elles troublent la fonction de plusieurs organes, et altèrent la composition du sang.

Nous avons également examiné et prouvé en quoi consistent les diverses altérations qui constituent l'essence de la goutte.

Se pourrait-il que les agens nuisibles, capables de produire le dérangement goutteux, n'eussent point d'antagonistes? Se pourrait-il que la nature manquât de moyens et de substances dont la tendance et l'effet fussent entièrement opposés à la tendance et à l'effet des diverses causes occasionelles de la goutte? Cela est impossible.

La goutte n'est donc point une maladie absolument incurable. Ceux qui le prétendent reprochent à la nature une défectuosité qu'elle ne peut avoir. Quand même je ne pourrais produire un seul exemple d'une goutte guérie, je soutiendrais encore que cette maladie ne peut être incurable, et j'attribuerais l'impuissance de l'art non pas à la nature qui ne déroge jamais à ses lois, mais à la faiblesse de l'esprit humain qui, dans cette supposition, ne serait point encore parvenu à la connaissance exacte de l'essence de cette maladie, ou à la découverte des moyens curatifs que la nature doit nécessairement renfermer. Heureusement, nous ne sommes point réduits à un aveu si affligeant pour l'humanité. Les exemples de la guérison de la goutte ne sont pas rares; dans tous les temps on a vu des personnes être entièrement délivrées de cette maladie, soit par l'usage de divers médicamens, soit par un changement de climat, de manière de vivre, etc. Un grand nombre de ces guérisons est constaté par le témoignage authentique des plus habiles médecins.

§. Si beaucoup de personnes atteintes de la goutte en ont été guéries, comment de nos jours cette maladie serait-elle devenue incurable? La médecine est-elle allée à reculons? ignore-t-elle les moyens dont les maîtres de l'art se servaient pour combattre la goutte, et souvent avec le plus grand succès; ou cette maladie a-t-elle changé de caractère? est-elle parvenue à un degré d'intensité supérieur à l'action de tout agent thérapeutique?

A quoi enfin faut-il attribuer cette assertion, si généralement répandue, que la goutte est une maladie inguérissable? D'où vient-il que beaucoup de personnes poussent même l'aveuglement jusqu'au point de soutenir que la goutte est une maladie nécessaire; qu'elle est un bien pour ceux qui en sont atteints, que son traitement comporte le plus grand danger, et que sa guérison est une source de maladies et d'infirmités qui tôt ou tard entraînent la mort?

Diverses causes ont contribué à la faire naître et à la répandre de plus en plus: la principale est la gravité et l'opiniâtreté même de cette maladie.

Qu'on se rappelle tout ce que j'ai dit concernant l'essence et les effets de la goutte, et on sentira que cette maladie doit être grave et opiniâtre. Elle est grave, parce que son essence est une altération très-importante des fonctions les plus essentielles; elle est opiniâtre, parce que les effets de cette altération s'étendent sur toute la masse du sang, et par conséquent sur toute la reproduction de l'organisme. Joignons à cela que très-souvent la goutte est héréditaire, que la disposition pour cette maladie date du commencement de la vie, et que par conséquent elle est en quelque sorte assimilée à la nature de l'organisme. De plus, la goutte peut occasioner, dans toutes les parties du corps, les affections les plus diverses, les désorganisations les plus graves et souvent incurables.

D'après cela, on ne s'étonnera point de ce que la guérison de la goutte présente souvent de si grandes difficultés, et que généralement on ne peut y parvenir qu'au moyen d'un traitement sagement combiné et basé sur l'exacte connaissance des causes occasionelles et du dérangement intérieur, qui constitue l'essence de cette maladie. En outre on voit que le traitement de la goutte ne peut pas être simple, mais composé; et qu'il exige plus ou moins de temps, non-seulement parce que, dans la plupart des cas, la maladie est très-enracinée, mais parce que son extension est toujours considérable.

Le traitement rationel de la goutte doit donc être très-difficile et même impossible pour ceux qui ne connaissent pas exactement l'essence de cette maladie. Ce traitement est compliqué, parce qu'il doit remplir à la fois plusieurs indications dont l'une peut être en contradiction avec l'autre, ce qui exige les combinaisons les plus diverses dans l'emploi des médicamens; il est plus ou moins long, parce que la maladie est presque toujours très-enracinée; que son siège est pour ainsi dire universel, et qu'il faut non-seulement éloigner le dérangement existant, mais encore rendre à l'organisme en général et aux organes en particulier, la force nécessaire pour se maintenir dans l'état conforme à la santé.

Pour bien diriger ce traitement, il faut que le médecin possède le discernement, les connaissances et toutes les qualités nécessaires pour exercer avec succès l'art si difficile de guérir; il faut en outre qu'il se soit occupé spécialement et pendant long-temps de toutes les recherches qui concernent l'essence de la goutte, ses causes occasionelles, ses moyens curatifs, etc.

Pour contribuer à la réussite du traitement qu'un médecin tel que je viens de le dire dirigerait contre la goutte, il faut de plus que le malade se soumette strictement à toutes ses ordonnances, et que par conséquent il ait une volonté ferme, un caractère exempt de faiblesse, et un esprit exempt de caprices et de préjugés.

Si le traitement rationel de la goutte exige tant de qualités de la part du médecin qui le dirige, et tant d'autres de la part du malade qui s'y soumet, est-il étonnant que très-souvent ce traitement ne réussisse pas, par la faute de l'un ou de l'autre? C'est cette circonstance qui a commencé à faire accréditer l'opinion que la goutte est une maladie incurable.

Les premiers défenseurs de cette opinion ont été les malades eux-mêmes, toujours prompts à attribuer la durée de leurs maux à l'impuissance de l'art. Voyant les éternelles récidives de cette maladie, son caractère rebelle à tous les moyens qu'on lui opposait, jugeant convenable de ne point accuser leur inconstance et leurs caprices, étant incapables d'apprécier ni la capacité du médecin, ni la valeur de son traitement, ils ont fini par attribuer l'opiniâtreté de la goutte, sa résistance à tous les moyens curatifs, au caractère trop grave, en un mot, à la nature prétendue incurable de cette maladie.

Peu-à-peu les médecins eux-mêmes ont paru acquiescer à ce sentiment. Sans doute ils n'ont pas réellement cru que la goutte fût une maladie absolument incurable, car il est impossible qu'un médecin digne de ce nom, dont l'étude journalière est celle de la nature, puisse méconnaître jusqu'à ce point ses lois les plus générales et les plus absolues; mais ils ont été rebutés par les grandes et nombreuses difficultés que présente le traitement rationel de la goutte, ainsi que par les caprices, l'indocilité et l'inconstance des malades. Ces raisons ont dû les décourager et même les empêcher de se livrer avec assiduité aux recherches indispensables pour réussir dans le traitement de la goutte. Ainsi rebutés par l'ingratitude des sujets, ils ont craint de les désabuser; ils ont préféré paraître partager leur erreur que de leur donner l'espoir d'une guérison qui exigeait des peines et des travaux, et qui en outre présentait beaucoup d'autres difficultés tenant à des circonstances qu'ils ne pouvaient maîtriser : dès-lors la goutte devint la proie des charlatans.

Des gens qui non-seulement ne s'étaient jamais *spécialement* occupés de l'étude de la nature et de la médecine, mais qui manquaient absolument de toutes les dispositions indispensables pour ceux qui tiennent dans leurs mains la santé et la vie de leurs semblables, et dont l'unique vocation était l'intérêt et la basse cupidité, se dirent les guérisseurs de la goutte.

D'autres, pour trouver le moyen de guérir cette maladie, ont jugé à propos de se dispenser des travaux et des recherches si difficiles et cependant si nécessaires pour atteindre ce but. Ils ont pensé que l'aveugle hasard, le grossier empirisme pourraient leur enseigner ce remède tant désiré. Ne connaissant ni les divers dérangemens intérieurs qui constituent l'essence de la goutte, ni le mode d'action des divers moyens curatifs, induits en erreur par les heureux effets qu'un remède quelconque avait opérés dans certains cas, ils ont cru ou feint de croire avoir dé-

couvert un remède infaillible ; voilà l'origine des spécifiques : « ces compositions merveil-
» leuses, vrais dons du ciel, renfermant
» des vertus absolument contradictoires,
» convenables dans des cas diamétralement
» opposés les uns aux autres, utiles à tout
» âge, sexe, tempérament, etc. »

Mes lecteurs sentent aisément tout le danger des spécifiques.

Aucune maladie ne frappe l'humanité de plaies aussi profondes ; aucune ne lui enlève un si grand nombre de victimes que la funeste invention des spécifiques. Qu'y a-t-il de plus capable d'exciter l'indignation la plus profonde de tous les cœurs bien faits, que l'infâme cruauté de ceux qui, poussés par le vil amour des richesses, n'hésitent point à sacrifier à leur idole le bonheur et la vie de leurs semblables, en livrant au public crédule et imprudent des médicamens capables de donner la mort, prompte ou lente, à des milliers d'individus ! Leur ignorance peut-elle les excuser ? Non, car ils savent très-bien que la présomption funeste qu'ils affichent n'est que le masque hypocrite de la passion sordide, l'unique ressort de toutes leurs pensées et de toutes leurs actions. On a peine à concevoir l'aveugle confiance de ceux qui se livrent à l'exploitation de ces faux prophètes? Hélas! les malheureuses victimes ignorent le danger qui les menace; elles dorment sur le bord du précipice.

C'est principalement contre la goutte qu'un grand nombre de spécifiques ont été inventés et prônés. Les narcotiques et les excitans, les astringens et les plus violens purgatifs, les stomachiques, les préparations ferrugineuses, un grand nombre de topiques, en un mot les compositions les plus différentes, quant aux qualités et aux effets, ont été tour-à-tour employés pour guérir cette maladie. Dans un très-grand nombre de cas, l'usage imprudent de ces prétendus spécifiques a dû entraîner des suites plus ou moins mauvaises; souvent la mort elle-même a été l'effet plus ou moins immédiat de l'emploi de ces médicamens, composés par des personnes qui n'avaient aucune idée juste de l'essence de la maladie qu'elles prétendaient guérir.

Qu'en est-il résulté?

Les malheureux goutteux, voyant les effets terribles des spécifiques qui devaient opérer des cures si merveilleuses, ont fini par croire que la goutte était pour eux une maladie salutaire et nécessaire, dont il fallait redouter la guérison comme devant nécessairement entraîner une mort précoce. Dans un sens ils ont bien jugé, car certainement il vaut mille fois mieux supporter la plus mauvaise goutte, que d'employer pour la guérir des médicamens donnés au hasard et capables d'occasioner les suites les plus dangereuses; il est même infiniment préférable de succomber sous les coups de cette maladie, que de devenir soi-même l'instrument de sa perte.

Mais heureusement les personnes atteintes de la goutte ne sont point réduites à cette triste alternative.

§. Il doit nécessairement exister, et il existe une méthode curative de la goutte, qui ne compromet ni la santé ni la vie des personnes atteintes de cette cruelle maladie.

Ce traitement, je ne saurais le répéter assez souvent, doit être basé sur l'exacte connaissance des diverses altérations de l'organisme, qui constituent l'essence et la véritable nature de la goutte. Dans le chapitre précédent, j'ai tâché d'indiquer avec toute la clarté possible les divers dérangemens intérieurs, qui en sont ou la cause première, ou l'effet immédiat et nécessaire. Qu'on lise ce chapitre avec attention, et on connaîtra les seuls et uniques principes de mon traitement anti-arthritique. Ces principes sont solides, parce qu'ils reposent sur des faits tirés de la nature même de la maladie, et dont la vérité a été constatée par les nombreuses observations des médecins les plus célèbres, anciens et modernes, ainsi que par ma propre expérience faite dans la série de vingt années consécutives.

Je n'ai rien adopté aveuglément et sur la foi d'autrui; j'ai tout pesé, examiné et vérifié par moi-même. Pour parvenir à mon but, je n'ai point reculé à la vue des travaux et des peines sans nombre que de pareilles recherches exigent nécessairement; je n'ai point hésité à leur sacrifier tout mon temps et toutes mes forces. Le résultat que j'en ai tiré est pour moi la plus douce récompense, parce qu'il me met à même de soulager, de guérir ceux de mes semblables qui, en proie aux plus vives douleurs, menacés dans leur existence par les affections les plus diverses et les plus dangereuses, n'envisagent d'autre terme de leurs souffrances que la mort.

Le traitement que j'oppose à la goutte est un traitement radical, non pas uniquement destiné à combattre la douleur ou tout autre symptôme de cette maladie, ni à détourner ou paralyser ses accès et ses crises, mais à détruire les vices qui constituent son essence et d'où découlent, comme d'une source commune, tous les symptômes et tous les accidens que la goutte est capable de produire.

Le but de ma méthode curative est d'étouffer le mal dans sa naissance, d'extirper la racine qui l'alimente. Jamais elle n'en peut arrêter les crises nécessaires ni en répercuter les apparitions externes sur les organes internes et généreux, c'est pour cela qu'elle ne peut jamais occasioner des suites dangereuses; jamais elle n'a causé de regrets aux malades qui s'y sont soumis.

Cette méthode, qui peut varier, non quant à son fond, mais quant aux diverses combinaisons qu'exigent les cas particuliers, l'âge, le sexe, le tempérament, etc.; cette méthode, dis-je, opère la cure radicale de la goutte lorsque cette maladie n'a point causé des ravages trop considérables, et que la disposition de la totalité de l'organisme ou des organes généreux en particulier, n'est pas mauvaise au point de défendre absolument l'emploi de tout médicament. Néanmoins, dans des cas presque désespérés, chez des personnes de l'âge le plus avancé, j'ai vu mon traitement être suivi d'un soulagement si prononcé et si durable, que l'attente des malades et, je l'avoue, la mienne propre ont été surpassées.

§. Cependant qu'on ne s'imagine point qu'avec cette méthode je prétende guérir toutes les affections causées par la goutte. Je ne m'engage point à dissoudre les ossifications dans le cœur, les vaisseaux ou tout autre organe. Dans une partie ainsi désorganisée, les forces vitales sont entièrement éteintes, et la nature même de ces désorganisations est telle, que l'action des parties environnantes ne peut exercer sur elle aucune influence.

Par la même raison, nous ne devons pas nous attendre à la guérison des tumeurs et durcissemens dans l'estomac et d'autres parties du canal intestinal, dans la vessie, les reins, le péricarde et d'autres parties du thorax, surtout lorsque ces désorganisations sont parvenues jusqu'à un certain point.

Il en est de même de toute autre maladie organique occasionée par la goutte.

Cependant je dois observer, à l'égard de toutes ces dégénérations de la substance organique, que, dans beaucoup de cas, l'organisme peut les supporter et par conséquent prolonger son existence pendant plus ou moins de temps, pourvu que les désorganisations ne s'aggravent et ne s'étendent point. Il est donc essentiel d'en arrêter les progrès, ce qui ne peut se faire que par un traitement capable de corriger et de détruire les vices qui constituent l'essence de la goutte. Ce moyen seul, quoiqu'il ne puisse opérer la guérison de la désorganisation, peut prolonger la vie du malade souvent pendant de longues années.

Je n'ai jamais vu la gravelle occasionée par la goutte résister à mon traitement anti-arthritique.

Il n'en est pas de même du calcul des reins et de la vessie. Les pierres, lorsqu'elles sont parvenues à un certain degré de volume et de dureté, ne peuvent, à ce que je crois, être éloignées que par l'opération. Mais, pour prévenir le retour toujours possible et toujours à craindre de la maladie, il est essentiel, il est de toute nécessité, de détruire le vice goutteux, si c'est lui qui avait donné lieu à la formation de la pierre.

Les nodus arthritiques dans les articulations et autres parties sont, dans beaucoup de cas, susceptibles d'une guérison radicale; mais le plus souvent cette cure exige, à part le traitement interne, un traitement topique très-actif et très-soutenu. Lorsque ces nodus ont acquis un volume trop considérable, et surtout lorsque leur dureté est devenue excessive, alors il est impossible de les dissiper complètement. Cependant, assez souvent, dans des cas semblables, je suis parvenu à rétablir le mouvement de l'articulation, sinon entièrement, du moins à un point qui permettait un léger exercice, à l'extrême satisfaction des malades qui, depuis nombre d'années, avaient été privés de l'usage de leurs membres.

Pour ne pas entrer dans trop de détails, je me borne à observer qu'en général les affections locales causées par la goutte ne commencent à devenir incurables que lorsqu'elles ont occasioné une désorganisation de la partie où elles se sont fixées. J'ajoute que ces désorganisations même peuvent quelquefois être susceptibles de guérison, lorsqu'elles ne sont pas parvenues à un degré d'intensité trop avancé. Mais la guérison en est absolument impossible lorsque les forces vitales de la partie désorganisée sont entièrement ou presqu'entièrement éteintes.

Qu'on ne me reproche point d'être en contradiction avec moi-même, attendu que j'ai émis l'opinion qu'il était impossible qu'il existât aucune maladie absolument incurable. Qu'on se rappelle qu'en même temps j'ai posé un autre principe aussi absolu et aussi invariable : que toute guérison n'est possible que par les forces vitales et par la direction que nous savons leur donner, en les mettant en contact avec les médicamens convenables. D'après cela, peut-il être question du traitement et de la guérison d'une partie dans laquelle les forces vitales sont anéanties ou sur le point de l'être ? Une partie ainsi désorganisée n'a plus la même nature que celle de l'organisme, elle est pour lui étrangère et morte ; comment serait-il possible d'y opérer une guérison ?

§. A l'exception de ces maladies organiques, causées par la goutte, toutes les autres affections arthritiques sont susceptibles de guérison.

La goutte régulière et irrégulière, aiguë et chronique, atonique, errante et répercutée, en un mot, toutes les espèces et toutes les modifications de cette maladie, dans quelque partie du corps qu'elles se manifestent, peuvent être guéries.

Cependant, je dois observer que cette guérison présente plus ou moins de difficultés, qu'elle exige plus ou moins de temps, selon la différence des cas et des circonstances. Il est naturel qu'une goutte extrêmement invétérée exige plus de temps pour sa guérison, qu'une goutte plus récente. La cure en est plus ou moins facile, elle exige plus ou moins de temps, et un traitement plus ou moins compliqué, selon que l'organisme en général, ou les organes en particulier, sont dans un état plus ou moins énergique et conforme à la santé.

Différentes circonstances influent sur le pronostic de la goutte, sur son caractère plus ou moins grave et dangereux, et sur la facilité ou la difficulté de la cure radicale de cette maladie. En général, il n'y a peut-être aucune maladie qui s'enracine aussi facilement dans l'organisme que la goutte. Les accès sont la forme de cette maladie, qui présente le moins de danger tant que leur marche est régulière et que leurs crises sont complètes.

§. Le transport de la goutte sur les organes internes et généreux est dangereux, il peut occasioner une mort subite ou des affections secondaires très-graves. Lorsque des douleurs habituelles de goutte disparaissent subitement ou que les accès de ne se déclarent point aux époques ordinaires, il est urgent de ne point se fier à cette guérison apparente; souvent, surtout chez les personnes âgées, elle est suivie d'une apoplexie ou d'autres accidens extrêmement graves et dangereux.

§. Le dérangement plus ou moins considérable des organes de la digestion, la durée plus ou moins longue des symptômes précurseurs, la santé plus ou moins parfaite qui suit les accès, indiquent le caractère plus ou moins grave de cette maladie.

§. Lorsque les personnes atteintes de la goutte évacuent fréquemment, pendant et hors le temps des accès, des urines troubles d'une odeur fétide et déposant un sédiment muqueux considérable; lorsque parfois elles éprouvent en urinant des difficultés ou des douleurs même légères et passagères, de fréquens besoins d'uriner, etc.; alors la goutte menace de se porter, dans un âge plus avancé, sur les voies urinaires, et d'y occasioner la gravelle, le calcul et d'autres maladies organiques de la vessie et des reins.

§. Communément, on croit que la guérison de la goutte est plus facile chez les personnes jeunes que chez les personnes âgées: cela n'est vrai que dans certains cas.

A la vérité, nous voyons souvent des personnes jeunes être atteintes d'accès de goutte extrêmement violens, et ne point éprouver dans un âge plus avancé d'autres attaques de cette maladie. Mais il est certain que généralement ces affections ne sont point d'une nature véritablement goutteuse, et que le plus souvent elles proviennent d'autres maladies dont elles ne sont que des altérations, et pour ainsi dire des métamorphoses.

D'un autre côté, lorsque la goutte, qui d'ordinaire se manifeste seulement dans l'âge mûr, tient à une disposition héréditaire tellement prononcée, ou que les causes nuisibles ont agi avec tant de force et de continuité, que la maladie se déclare beaucoup plutôt et même dans la jeunesse, alors elle est beaucoup plus opiniâtre, elle fait des progrès plus rapides, et devient plus dangereuse, parce qu'elle se développe plus promptement et plus facilement sous des formes anomales très-diverses. Rarement, ces personnes prolongent leur carrière jusqu'à un âge avancé; d'ordinaire, elles meurent jeunes à la suite d'une fièvre inflammatoire ou lente, d'une hémorragie, etc., etc.

Au contraire, la goutte est moins mauvaise

et moins dangereuse, sa guérison présente beaucoup moins de difficultés, lorsqu'elle se manifeste sous la forme du *podagra*, entre la trente-cinquième et la quarante-cinquième année. L'apparition de cette maladie à l'époque qui lui est ordinaire et naturelle, prouve que son caractère n'est point aussi intense ni aussi enraciné que lorsqu'elle se manifeste long-temps avant cette époque.

Cependant je dois observer que, plus les personnes atteintes de la goutte avancent en âge, plus l'inflammation goutteuse prend alors le caractère chronique; les crises deviennent moins complètes et les exsudations et les durcissemens plus fréquens. En outre, chez les personnes âgées, la goutte devient facilement atonique, se développe sous diverses formes anomales, et entraîne surtout une faiblesse du système lymphatique. C'est pour cette raison que les personnes âgées atteintes de la goutte meurent d'ordinaire du marasme, d'une fièvre étique, d'autrefois d'une apoplexie.

§. La constitution de l'individu influe sur le pronostic de la goutte.

Chez les personnes douées d'un tempérament où prédomine l'irritabilité sanguine et la force musculaire, et surtout dans les tempéramens sanguins, colériques, la goutte se manifeste ordinairement dans sa plus grande régularité. Chez les personnes douées d'un pareil tempérament, les accès, quoique généralement très-violens, sont de courte durée et se décident par des crises complètes.

Dans les tempéramens où prédomine la sensibilité du système nerveux, la goutte penche à se développer sous des formes anomales très-douloureuses, ou à devenir errante. D'où il vient que chez les personnes d'un esprit très-cultivé, la goutte prend facilement des formes anomales. Par la même raison, chez les femmes, la goutte prend plus facilement des formes graves et douloureuses, elle acquiert plus rapidement de l'intensité et de l'extension que chez les hommes.

§. Chez les personnes d'un tempérament lymphatique, caractérisé par la structure molle et spongieuse des parties solides, la goutte penche à prendre le caractère chronique et à produire des désorganisations.

La nature des causes occasionelles influe

sur le caractère de la goutte, et par conséquent sur la facilité ou la difficulté du traitement et de la guérison.

Le caractère de la goutte est plus grave, sa cure radicale exige plus de temps, lorsque les causes occasionelles indiquées plus haut ont agi avec beaucoup de force et de continuité. D'où il vient que les influences nuisibles endémiques opposent plus ou moins d'obstacles à la guérison et prolongent plus ou moins le temps nécessaire pour la cure. Par la même raison, la guérison de la goutte héréditaire, et par conséquent très-enracinée, est plus difficile et exige plus de temps que celle d'une goutte plus récente, occasionée par des influences plus passagères, par exemple, par un violent réfroidissement, etc.

La goutte qui se manifeste à la suite de l'usage immodéré des préparations de mercure et de plomb, ou à la suite de diverses maladies comme de la syphilis, du scorbut, de la maladie scrophuleuse, etc., est toujours opiniâtre et fait souvent les progrès les plus rapides.

§. Le caractère plus ou moins grave de la

goutte dépend en outre de la forme de cette maladie.

Généralement, la goutte aiguë, faisant des accès réguliers et occasionant une inflammation très-prononcée dans les articulations, principalement le *podagra*, se décide le plus promptement et le plus complétement, et produit rarement des désorganisations dans les articulations. Malgré cela, c'est cette forme de goutte qui est le plus facilement supprimée et répercutée.

Dans la goutte chronique et irrégulière, ce danger est à la vérité infiniment moins grand, mais en revanche elle occasionne presque toujours des désorganisations, source d'indispositions et de souffrances presque continuelles.

La goutte errante peut occasioner des accidens dangerenx, en se portant sur une partie interne.

Toutes les formes anomales de la goutte, sont en général dangereuses, même lorsqu'elles se manifestent dans les parties externes, par exemple de la tête, parce que souvent elles se portent subitement sur un organe interne, et qu'elles peuvent alors devenir mortelles. La goutte répercutée peut causer une mort très-subite, la goutte atonique peut entraîner une mort plus lente. Lorsque la goutte se porte sur une partie interne, alors la gravité des cas dépend de l'importance de l'organe attaqué. Mais, lors même que la partie affectée n'est pas un organe généreux, on ne doit point pour cela se rassurer entièrement; car souvent la maladie, en quittant brusquement son siège, se porte sur un organe essentiel à la vie.

C'est ainsi qu'une simple colique goutteuse, des hémorroïdes occasionées par la suppression de la goutte peuvent causer une mort soudaine, en occasionant une apoplexie ou une affection très-grave des organes de la poitrine. Souvent on voit les personnes atteintes de la goutte atonique, lorsqu'elles s'exposent à un violent réfroidissement, devenir tout-à-coup extrêmement inquiètes; leur figure se décolore, une sueur froide se manifeste, le pouls devient faible et intermittent, les douleurs qui avaient existé dans les articulations disparaissent; à la fin il survient une violente palpitation de cœur, et la mort la plus subite s'ensuit.

Lors même qu'on a été assez heureux pour dissiper une affection goutteuse d'un organe interne, par exemple une apoplexie, ou inflammation, etc., lors même qu'on a ramené la goutte dans les articulations, il ne faut point croire que tout le danger soit passé. Tôt ou tard l'accès revient, et alors la maladie manifeste une tendance particulière à se reporter sur la même partie qu'elle avait attaquée précédemment.

Le changement de la goutte en une autre maladie, laquelle n'est toujours qu'une forme anomale de goutte, n'est que rarement favorable.

§. Les affections secondaires causées par la goutte, sont presque toujours aussi mauvaises que la goutte elle-même. Les hémorroïdes sont assez souvent favorables.

§. Il est mauvais, lorsque la goutte alterne avec d'autres maladies, car rarement les personnes atteintes d'une goutte semblable parviennent à un âge avancé. Ce qui présente le moins de danger, c'est lorsque la goutte alterne avec la gravelle.

§. Lorsque les articulations, même après

que l'inflammation goutteuse a cessé, conservent une raideur, une enflure, lorsque le mouvement y cause de la douleur, alors on doit craindre la formation de concrétions goutteuses des unkyloses, des désorganisations de l'os, la carie et d'autres maladies des articulations.

§. En général, tant que dans la goutte toutes les fonctions sont régulières, et tant que les secrétions et les excrétions ne se ralentissent pas trop, ni ne deviennent excessives, il n'y a point de danger. Mais lorsque les malades manifestent, même hors le temps des accès, une humeur très-sombre, une disposition mélancolique, une grande faiblesse ; lorsque la peau devient très-sèche et que les urines diminuent ; que le ventre est constamment constipé, etc., alors l'état du malade commence à devenir douteux.

§. Lorsque la goutte se complique avec d'autres maladies, elle devient par cela même plus dangereuse et d'une guérison plus difficile. Ces complications sont souvent cause que la goutte se développe sous des formes anomales et dangereuses. Les complications qui présentent le plus de danger, sont une grande atonie des vaisseaux lymphatiques, se caractérisant par un état pituiteux, par des engorgemens des organes de l'abdomen, par diverses blennorrhées, etc.; de même les affections des organes de la poitrine, la syphilis, le scorbut et les maladies organiques des articulations. La seule disposition pour certaines maladies aggrave le caractère de la goutte. C'est pourquoi elle devient fort dangereuse lorsqu'elle attaque les personnes d'une constitution apoplectique ou phthisique, enclines aux désorganisations squirreuses des glandes, aux maladies des reins, etc.

§. L'état du malade, ses occupations journalières, toute sa manière de vivre, influent sur le caractère de la goutte et sur la facilité et la difficulté de la guérison. La goutte fait des progrès très-rapides chez les personnes dont la vie est continuellement sédentaire, par exemple chez les savans, les hommes de lettres et autres; chez les individus qui ne veulent point mettre de bornes aux excès de tout genre, qui habitent des endroits et des appartemens très frais et très-humides, qui éprouvent continuellement des chagrins ou d'autres affections semblables, qui sont assujétis à une application trop forte des facultés intellectuelles.

La guérison de la goutte réussit plus facilement lorsque la température est sèche, chaude et constante, que dans les temps humides, froids et variables.

§. De tout ce qui a été dit dans ce chapitre, résultent les principes suivans, qui sont d'une vérité et d'une utilité pratique générale.

La goutte, dans quelque partie du corps qu'elle se manifeste, est *toujours la même maladie;* son essence ne peut changer.

Sa *forme seulement varie* selon la fonction et la structure particulières de l'organe qui en est devenu le siége.

La forme la plus naturelle et la moins mauvaise de cette maladie, c'est lorsqu'elle fait des accès réguliers, dans lesquels elle occasionne une inflammation des membranes et des ligamens des articulations de l'orteil (*podagra*).

Mais il serait absurde de vouloir prétendre que le *podagra*, même le plus régulier, soit un bien, une maladie salutaire et nécessaire. La santé seule est un bien pour l'organisme, tout état qui lui est contraire, par conséquent toute maladie, ne peut être qu'un mal. Quoique li'nflammation qui se manifeste dans une partie de l'organe cutané, soit moins dangereuse que celle qui attaque le cerveau, le poumon ou l'estomac, cela ne peut pas nous autoriser à regarder l'érysipèle comme un bien, comme une maladie salutaire et nécessaire à l'organisme. Il en est de même de la goutte : bien que le *podagra* suit la forme la plus naturelle et la moins mauvaise de cette maladie, il n'en est pas moins vrai que son apparition suppose toujours nécessairement l'existence du dérangement intérieur qui constitue l'essence de la goutte. Ainsi sous quelque forme que celle-ci se manifeste, elle est toujours une maladie qui mérite toute l'attention du malade et du médecin; lors même qu'elle apparaît sous une forme qui n'est pas très-dangereuse, elle menace toujours de déployer tôt ou tard tout le caractère pernicieux dont elle est susceptible.

De la connaissance de l'essence de la goutte résulte un autre principe, aussi invariable qu'utile et important pour la pratique.

La goutte, sous quelque forme qu'elle se manifeste, étant toujours et nécessairement occasionée par le dérangement intérieur indiqué dans le chapitre III, *n'admet jamais un traitement purement externe et local.* La guérison radicale ne peut s'opérer que par un traitement général et interne, dirigé contre les divers vices qui constituent l'essence de cette maladie.

Certains cas, surtout certaines suites de la goutte, exigent à la vérité un traitement local, mais généralement il est urgent, il est de toute nécessité de combiner avec ce traitement topique un traitement général et interne. Sans cela le traitement purement local est presque toujours dangereux ; il peut occasioner les suites les plus funestes, en ce que, n'attaquant point la source de la maladie, il peut arrêter son développement dans une partie externe, et la déterminer à se porter sur un organe interne généreux et plus ou moins indispensable à la vie.

CHAPITRE V.

CHAPITRE V.

TRAITEMENT DE LA GOUTTE. — TRAITEMENT DES ACCÈS.

Après avoir considéré la goutte dans ses formes régulières et irrégulières, après avoir recherché et examiné les causes occasionelles, ainsi que la cause première et l'essence de cette maladie, il nous est facile maintenant d'établir les indications propres à nous guider dans le traitement de la goutte.

Connaissant la nature de cette maladie, je veux dire le dérangement intérieur qui en produit tous les symptômes et toutes les formes, nous devons connaître le but du traitement ; nous devons savoir quels sont les changemens de l'organisme nécessaires pour opérer la guérison de la goutte, et par conséquent quel doit être le mode d'action et l'effet des médicamens à opposer à cette maladie.

Il est impossible qu'un traitement quelconque soit rationel, s'il n'est point basé sur l'exacte connaissance de l'essence de la maladie qu'il est destiné à combattre et à détruire. Tout traitement, qui n'est pas rationel dans le sens que je viens d'indiquer, ne peut répondre ni à l'attente du médecin, ni à celle du malade; il doit ou ne produire aucun changement de la maladie à laquelle on l'oppose, ou influer sur elle d'une manière défavorable, et par conséquent l'aggraver, et souvent la rendre mortelle.

Au contraire, le traitement rationel d'une maladie quelconque, bien entendu que celui qui le dirige comprenne et embrasse toutes les indications tirées de la nature de l'état des divers organes, du sexe, de l'âge et du tempérament du malade, sa manière de vivre, ses occupations, habitudes, etc.; ce traitement rationel, dis-je, ne peut dans aucun cas compromettre ni la santé, ni la vie des malades. Bien plus, dans la plupart des cas, il remplira le but du médecin et répondra à l'attente du malade, en opérant la diminution progressive et la guérison radicale de la maladie contre laquelle il est dirigé.

Si ce traitement ne produit point les heureux effets que je viens d'indiquer, alors cette inefficacité provient de diverses causes qui empêchent l'action régulière et convenable des médicamens, et qui, par conséquent, sont indépendantes du traitement. Les causes qui peuvent plus ou moins s'opposer à la réussite d'un traitement rationel sont de deux espèces.

1. Quelquefois le traitement ne produit pas d'effet, ou son effet n'est pas proportionné à la force de la maladie, parce que les causes occasionelles qui ont donné lieu au développement de celle-ci continuent d'exercer leur influence nuisible sur l'individu malade, et par conséquent empêchent ou détruisent l'effet des médicamens.

2. D'autrefois le traitement rationel n'opère pas, ou n'opère pas suffisamment, parce que les forces vitales de l'organisme en général, ou des organes généreux en particulier, sont tellement affaiblies ou de toute autre manière altérées, que les médicamens ne peuvent leur imprimer la direction nécessaire pour combattre la maladie existante.

Dans ce dernier cas, avant de songer au traitement de la goutte, le premier soin du médecin doit être de corriger les divers vices qui s'opposent à l'effet des médicamens.

D'après ce que je viens de dire, mes lecteurs doivent sentir l'énorme différence qu'il y a entre un traitement rationel et non rationel; ils doivent comprendre la nécessité de connaître l'essence et la cause première d'une maladie pour être à même de la traiter et de la guérir.

Le premier de ces traitemens étant dirigé contre l'altération qui constitue la cause première et l'essence de la maladie, a un but déterminé; sa réussite est certaine si les causes que je viens d'indiquer n'y opposent pas des obstacles insurmontables.

Le traitement non rationel, n'ayant aucun but déterminé, erre dans le vague et les ténèbres; il cherche à combattre et à détruire une maladie dont l'essence et la cause première sont entièrement ignorées. Celui qui attaque un ennemi sans connaître ni sa nature ni sa force, néglige la première condition de la victoire; il s'expose à payer de la vie son entreprise téméraire. Il en est de même du traitement non rationel de la goutte : sa réussite est abandonnée au pur hasard; quelquefois la maladie, bien plus souvent le malade, succombent dans cette lutte aveugle.

Le traitement rationel est le seul qu'un médecin digne de ce nom doive se permettre. S'il arrive que la nature d'une maladie lui soit inconnue, il doit s'attacher à l'étudier, et se borner à des remèdes innocens plutôt que d'exposer témérairement la santé et la vie du malade.

Le traitement non rationel est l'affreux partage de l'ignorance et du charlatanisme, deux ennemis du genre humain, tellement redoutables que je n'hésite point à croire qu'eux seuls lui causent infiniment plus de maux que toutes les maladies réunies.

Ces principes seuls m'ont guidé dans les recherches que j'ai faites sur l'essence et le traitement de la goutte. D'avance je savais que, pour obtenir un résultat pratique, il était de toute nécessité de parvenir à la connaissance de l'essence de cette maladie, et que cette seule connaissance était capable de me fournir les indications à remplir dans le traitement de la goutte.

En effet, ce que j'ai dit dans le chapitre III sur l'essence et la cause première de la goutte, est la seule et unique base de ma méthode curative.

Comme elle est dirigée contre les divers vices qui sont la source commune de toutes les formes régulières et irrégulières de la goutte, et que par conséquent elle opère la cure radicale de cette maladie, sous quelque forme qu'elle paraisse, il pourrait paraître inutile de parler du traitement de ces diverses formes en particulier.

§. Malgré cela diverses raisons me déterminent à m'étendre un peu sur le traitement des accès réguliers de goutte :

1°. Parce que ces accès sont la forme la plus naturelle et la plus fréquente de cette maladie;

2°. Parce que les médecins, même les plus célèbres et les plus habiles, sont peu d'accord sur les principes qui doivent nous guider dans le traitement des accès de goutte;

3°. Parce que le bon ou le mauvais traitement des accès influe puissamment sur le caractère de cette maladie, sur le danger qu'elle peut occasioner, et par conséquent sur la santé et la vie des personnes atteintes de la goutte.

Nous avons vu plus haut que les accès ne sont autre chose que l'expression des efforts de l'organisme pour expulser les matières hétérogènes contenues dans la masse du sang, par conséquent pour rétablir l'équilibre dans la composition de cette liqueur. Un accès de goutte est donc une maladie critique, une vraie maladie d'éruption, qui corrige, au moins pour quelque temps, le mélange vicieux du sang. Cela seul nous trace la ligne de conduite que nous devons suivre dans le traitement des accès. Le seul but de ce traitement est de diriger l'affection générale, la fièvre et l'affection locale, ainsi que l'inflammation de l'articulation, de manière à ce que les crises générales et locales puissent s'opérer le plus librement et le plus complètement possible. De ces crises dépend le rétablissement plus ou moins parfait de la santé générale et locale; plus elles sont complètes, plus l'équilibre dans la composition du sang et la libre fonction de l'articulation affectée reviennent complètement à l'état conforme à la santé.

D'après cela qui ne sent l'utilité et l'importance d'un bon traitement des accès de goutte? qui ne comprend tout le danger d'un mauvais traitement employé dans cette maladie? Le premier amène le rétablissement de la santé autant que l'état du malade et la gravité de la maladie le permettent; et en outre il nous prouve cet avantage non moins grand, de prolonger l'intervalle d'un accès à l'autre le plus qu'il est possible. Au contraire, un mauvais traitement laisse à sa suite une santé languissante, occasionne le retour beaucoup plus prompt d'un nouvel accès, et donne lieu au développement de la goutte sous des formes irrégulières et plus ou moins dangereuses.

Dans certains cas, la nature seule, sans l'aide du médecin, peut remplir toutes les indications et obtenir le même résultat que le meilleur traitement.

Mais, dans beaucoup d'autres cas, la nature ne suffit point, parce que les forces vitales sont trop affaiblies, trop exaltées ou altérées de toute autre manière. Alors un traitement rationel peut abréger considérablement la durée de l'accès et en diminuer la violence; il peut amener les crises nécessaires et les rendre complètes, et par cela même devenir une source de bonheur pour les personnes atteintes de la goutte. C'est dans beaucoup de cas un système faux et dangereux, que celui qui, dans les accès de goutte, prescrit l'inaction, et n'ordonne d'autre remède que la flanelle et la patience. L'expérience journalière nous apprend l'insuffisance et souvent le grand danger de cette méthode.

En général, tous les moyens propres à abréger la durée des accès, tout en facilitant et en rendant complètes les crises nécessaires, sont non-seulement permis, mais salutaires et souvent nécessaires. Tous ceux au contraire qui affaiblissent outre mesure ou arrêtent entièrement l'inflammation de l'articulation et donnent lieu à ce que l'affection locale et la matière goutteuse se portent sur d'autres organes, sont nuisibles et dangereux. Il est donc essentiel de connaître les moyens bienfaisans dont nous pouvons et dont souvent nous devons nous servir dans le traitement des accès, afin de ne point être exposé au danger d'avoir recours à des moyens nuisibles et à des méthodes dangereuses.

§. Il s'agit d'abord de savoir quelle doit être la conduite du malade et du médecin pendant la période des symptômes précurseurs des accès?

Fréquemment on a agité la question de savoir quel était le meilleur moyen pour prévenir l'irruption d'un accès de goutte, ou au moins pour en diminuer considérablement la durée et la violence. Pour obtenir ce résultat, les uns recommandent des boissons extrêmement froides; les autres conseillent 48 verrées d'eau chaude; les uns donnent des vomitifs, les autres emploient des purgatifs; ceux-ci ordonnent le vin, des alimens assaisonés, des amers, des préparations ferrugineuses, et en général des cordiaux; ceux-là pratiquent de fortes saignées au pied, au côté affecté ou au bras. La poudre de Dover, le musc et le castoréum en très-fortes doses, le gratiola, etc., ont été également prônés comme étant capables d'opérer l'effet dont il est question; quelques-uns emploient à cette fin un haut degré de froid sur la partie affectée; d'autres, ayant observé qu'immédiatement avant l'accès le poids du corps augmente considérablement, emploient divers moyens pour réduire ce poids; par exemple, une diète très-sévère et très maigre, des frictions, beaucoup d'exercice, des moyens diaphorétiques, surtout le souffre, et prétendent prévenir par cette méthode l'irruption de l'accès, ou tout au moins de l'affaiblir considérablement.

Que penser de toutes ces tentatives ? lequel de tous ces moyens, laquelle de toutes ces méthode mérite la préférence ?

Je ne révoque point en doute que chacun de ces divers moyens puisse, dans certains cas, remplir le but qu'on se propose. Mais, d'un autre côté, je suis entièrement persuadé, et l'expérience m'en a fourni plus d'une preuve, que, dans la plupart des cas, tous les moyens indiqués, ou ne produisent point l'effet qu'on en attend, ou produisent des effets nuisibles ou dangereux.

§. De ce que j'ai dit sur la cause et la nature des accès de goutte, résulte cette règle générale et extrêmement importante :

Dans le traitement de cette maladie, le médecin ne doit jamais se permettre d'employer aucun remède violent, ou capable de prévenir d'une manière quelconque un accès de goutte, ou de l'étouffer dans sa naissance. La seule tâche du médecin est de corriger tous les vices, et d'éloigner tous les obstacles qui rendent la marche de la maladie irrégulière et ses crises incomplètes.

Quelquefois le malade est d'un *tempérament faible* et d'une *constitution atonique;* ce qui peut être une suite de l'âge, des accès de goutte fréquemment renouvelés, etc.; alors la durée des symptômes précurseurs, et surtout celle du dérangement des organes de la digestion, se prolonge beaucoup. Il arrive quelquefois, que de légères douleurs se déclarent dans les articulations, sans qu'un accès manifeste se développe, et sans que ces douleurs produisent une diminution bien sensible des autres dérangemens. Certaines causes occasionelles donnent souvent lieu à cette modification de la maladie; par exemple, l'inquiétude, l'ennui, les chagrins, etc.

Dans ces cas, il convient d'employer des *excitans* et des *toniques;* le bon vin vieux, les teintures de mars et de gayac, les amers, le quinquina, etc. Lorsque l'atonie se prononce de préférence dans l'estomac et le canal intestinal par des flatuosités, un état pituiteux, etc., il est à propos d'employer le gingembre, le sénéga, le calamus aromatique, le caryophyllata, la cascarille, etc. Tous ces moyens, quoique capables de hâter le développement de l'accès, et de le rendre quelquefois plus douloureux, peuvent en abréger considérablement la durée, et procurer en outre l'immense avantage d'une décision critique complète, et suivie du rétablissement parfait de la santé.

Quelquefois les accès de goutte sont précédés par des symptômes qui indiquent l'existence des *matières irritantes, bilieuses*, etc., dans l'estomac et le canal intestinal. Certaines causes occasionelles, par exemple, les excès de la table, la colère, etc., donnent principalement lieu à cette complication. De cette espèce est souvent le *podagra*, qui se manifeste après un érysipèle de la face, ou qui alterne avec cette maladie.

Dans ces cas, les *vomitifs* produisent les plus heureux effets. En effectuant l'évacuation d'une grande partie de matières très-corrompues, très-acides, etc. Ils préviennent quelquefois le développement de l'accès, sans produire aucun accident fâcheux; au moins ils en diminuent considérablement la violence. Mais jamais nous ne devons employer à cet effet de violens drastiques. Ces médicamens, quoique plusieurs praticiens prétendent en avoir obtenu les plus heureux effets, donnent très-facilement lieu à ce que la goutte se porte sur les intestins et d'autres parties internes. Ainsi, dans ce cas, le meilleur vomitif est l'ipécacuanha en doses modérées; le meilleur purgatif est l'eau de Sedlitz, ou des lavemens apéritifs, etc.

Quelquefois la personne atteinte de la goutte est d'un *tempérament irritable*, d'une *constitution robuste*; les causes occasionelles de l'accès ont été très-irritantes, par exemple: un violent échauffement, l'abus des boissons spiritueuses, etc. Dans ces cas, les malades doivent suivre un régime *anti-phlogistique* (rafraîchissant) très-sévère. On peut leur donner un très-léger purgatif, composé de sel de Glaubert et de sel de nitre; mais jamais il ne faut employer les acides végétaux et minéraux dans le but de rafraîchir.

Jamais on ne doit se permettre aucune évacuation sanguine, soit générale, soit locale. Ces moyens sont trop peu en harmonie avec le caractère de la goutte et la nature de l'inflammation arthritique. D'un autre côté, tous les médicamens excitans et toniques sont absolument défendus dans le cas dont il est question.

Le siège de l'affection locale ne doit point être tenu chaudement.

Très-souvent la cause occasionelle des accès est un dérangement de la transpiration, causé par un *réfroidissement*. Dans ces cas, il est très-utile d'employer un régime *diaphorétique* général et local, de donner des petites doses d'esprit de minderenus, de sel ammoniac, etc., avec des infusions de sureau et de tilleul.

Diverses causes occasionelles des accès de goutte, par exemple, une frayeur et d'autres émotions de l'âme, produisent un état *spasmodique*, surtout lorsqu'elles agissent sur des personnes douées d'un tempérament faible et d'une constitution nerveuse irritable.

Dans ces cas, il est convenable d'avoir recours aux *anti-spasmodiques* et aux *anodins*, d'employer de petites doses d'éther, de camphre, d'assa-fætida et d'opium. Lorsqu'en même temps la transpiration a été supprimée, la poudre de Dover produit les plus heureux effets.

Dans le cas dont il est question, il arrive quelquefois qu'il se manifeste très-subitement une douleur au pied ou dans une autre articulation, laquelle souvent n'est occasionée que par une contraction spasmodique des tendons. C'est principalement alors que les moyens indiqués ci-dessus sont de la plus grande utilité, et qu'ils préviennent quelquefois entièrement le développement de l'accès.

§. Règle générale : *Dès que les symptômes précurseurs annoncent la prochaine arrivée d'un accès, dès que les premières douleurs se manifestent dans la partie affectée, le malade doit se tenir un peu plus chaudement ; il doit couvrir davantage les extrémités inférieures, principalementpendant la nuit ; il doit manger peu et des alimens très-légers ; toutes les affections de l'âme, tous les travaux penibles doivent être soigneusement évités : ce régime seul est capable d'abréger la durée de l'accès et d'en diminuer la violence.*

Dès que l'accès de goutte s'est parfaitement déclaré, on doit avoir égard dans le traitement :

1°. A l'état général, c'est-à-dire la fièvre ;

2°. A l'état local, c'est-à-dire l'inflammation de l'articulation.

La fièvre doit être traitée d'après le *caractère* qu'elle manifeste.

Rarement il est purement *inflammatoire*; quelquefois seulement ce cas arrive chez des personnes jeunes, d'une constitution robuste et d'une disposition inflammatoire, lorsque les vents du nord et de l'ouest règnent, et que des causes très-irritantes ont influé sur le malade; par exemple, un violent échauffement, l'abus des boissons spiritueuses, etc. La chaleur répandue sur tout le corps, la courte durée des symptômes précurseurs généraux et locaux, le froid violent par lequel la fièvre commence, le pouls plein et dur, etc., annoncent le caractère inflammatoire de la fièvre. En même temps l'affection locale se caractérise par une forte rougeur, par des douleurs très-vives, et vraiment inflammatoires, qui augmentent au toucher et suivent la marche de la fièvre; par conséquent elles augmentent et diminuent avec ses paroxismes et ses rémissions.

Dans ces cas, le traitement doit être purement *anti-phlogistique*.

Les saignées générales peuvent être alors non-seulement permises, mais quelquefois nécessaires. Cependant, remarquons cette règle générale que dans la goutte, principalement dans le *podagra*, plusque dans toute autre inflammation, nous ne devons pratiquer la saignée qu'avec beaucoup de prudence et de modération, faute de quoi il arrive facilement que ce moyen donne lieu à des irrégularités très diverses dans la marche de la goutte. On ne doit donc avoir recours à la saignée que lorsqn'elle est de toute nécessité. Rem rquons encore que l'état inflammatoire n'est généralement assez prononcé pour exiger la saignée que pendant les deux ou trois premiers paroxismes. Les saignées faites dans une période plus avancée donnent souvent lieu à ce que les accès reviennent beaucoup plus promptement, et qu'en général la maladie s'enracine dans l'organisme. Une saignée de huit onces, pratiquée dans la première période de l'accès, est d'ordinaire assez forte pour un goutteux. Presque jamais il n'y a nécessité dela répéter; car généralement après le premier paroxisme, la fièvre se calme considérablement, en sorte que le paroxisme suivant manifeste beaucoup moins de violence. Lorsqu'elle est accompagnée de délire, d'une respiration très-laborieuse, etc., il nous est permis de pratiquer des saignées un peu plus fortes pour prévenir une inflammation des parties internes. Les saignées doivent toujours être faites au pied, jamais au bras. Ces dernières sont dangereuses, parce qu'elles peuvent attirer la goutte dans les parties supérieures, ou donner lieu à la répercussion.

Après la saignée, on met le malade au *regime anti-phlogistique*, qui suffit dans les cas où l'état inflammatoire n'est pas trop prononcé. Ce régime exige que le malade ne soit pas trop couvert, qu'il mange peu, que sa nourriture soit entièrement végétale, que tout ce qui pourrait faire une impression forte sur les sens soit écarté avec soin. La boisson la plus convenable est une tisane mucilagineuse. Jamais il ne faut employer les acides végétaux ni les purgatifs rafraîchissans, parce que ces moyens peuvent attirer la goutte dans le canal intestinal et occasioner des coliques violentes, et quelquefois dangereuses. Lorsqu'il existe une constipation trop opiniâtre, on peut se borner à des lavemens émolliens et apéritifs. Quelquefois il peut convenir d'employer de petites doses de sel de nitre dans une émulsion. Le carbonate de potasse peut être également utile.

Quelquefois la fièvre manifeste un caractère *gastrique*, lorsque les symptômes qui annoncent un embarras gastrique se prolongent même au-delà du premier paroxisme; lorsque par conséquent le malade continue à se plaindre d'une pesanteur et d'une oppression dans le creux de l'estomac, d'un dégoût, de rapports d'un mauvais goût, d'efforts inutiles de vomir (*vomituritio*); lorsque la langue est très-chargée, lorsqu'un excès de table a précédé le développement de l'accès: alors le caractère de la fièvre est vraiment gastrique. Il est essentiel de ne point se laisser induire en erreur par les symptômes précurseurs de l'accès, lesquels, comme nous avons vu, annoncent ordinairement un dérangement gastrique très-manifeste. Ces symptômes propres à la marche de la goutte, disparaissent ordinairement après le commencement de l'accès.

Mais lorsqu'ils continuent, alors il est utile de donner un léger *vomitif* ou de procurer quelques *évacuations alvines*, et par ces moyens nous soulageons toujours considérablement en calmant la douleur et en abrégeant la durée de l'accès.

Cependant remarquons que dans la goutte nous ne devons employer les vomitifs et les purgatifs qu'avec beaucoup de circonspection et de modération, et qu'il importe surtout de n'évacuer que des matières nuisibles; autrement ces médicamens peuvent donner lieu à ce que la goutte se porte sur les intestins. Souvent les lavemens apéritifs pourraient remplir l'indication en question, si leur emploi était plus facile et moins douloureux, à cause des changemens de position qu'ils exigent.

Il importe d'employer ces divers moyens, principalement les purgatifs, dès le commencement de la maladie, parce que, plus tard et sur la fin de l'accès, les matières nuisibles ainsi que les médicamens propres à en effectuer l'évacuation peuvent déranger les transpirations et les urines critiques, si salutaires et si nécessaires.

Le meilleur purgatif dans les cas en question est le séné. L'effet des sels purgatifs est souvent trop violent.

Il est rare que la fièvre qui accompagne les premiers accès de goutte régulière manifeste un caractère *nerveux;* mais elle peut le montrer plus tard, lorsque les accès commencent à devenir irréguliers, lorsque les douleurs ne sont plus aussi violentes, et que les crises ne s'opèrent ni aussi facilement, ni aussi complétement; en un mot, lorsque la goutte commence à devenir chronique et habituelle. Les personnes d'un tempérament faible et nerveux sont principalement sujettes à cette modification de la fièvre.

Toutefois elle prend bien plus souvent le caractère d'une fièvre *nerveuse*, *lente*, avec *torpeur*, que celui d'une fièvre *nerveuse aiguë avec éréthisme.* A la vérité, les malades manifestent très-souvent une grande irritabilité nerveuse, beaucoup d'inquiétude, une humeur noire et chagrine, une répugnance pour tout ce qui fait une forte impression sur les sens, symptômes que nous observons fréquemment, surtout chez les personnes atteintes du *podagra*, et qui dans les tempéramens nerveux irritables se compliquent avec un pouls resserré et spasmodique, etc. Mais ces symptômes appartiennent à la nature de la goutte, et l'expérience nous prouve précisément que les antispasmodiques et les anodins, surtout l'opium, n'y apportent point de soulagement; qu'au contraire, ils agravent cet état et donnent lieu à des anomalies de la goutte.

Il y a d'autres symptômes qui ne sont point naturels et propres aux accès, par exemple, la chaleur du corps est quelquefois faible et même plus faible que dans l'état de santé ordinaire; le pouls est mou et plutôt lent qu'accéléré; le malade, quoique n'éprouvant que des douleurs légères, manifeste un abattement extraordinaire; les paroxismes de la fièvre, sans se décider par des crises très-manifestes, s'affaiblissent par degré et disparaissent à la fin entièrement; les urines sont constamment d'une couleur très-pâle; l'enflure de la partie affectée ne se déclare pas suffisamment, etc.

C'est lorsque ces symptomes se montrent qu'il convient d'ordonner aux malades une nourriture animale, succulente et assaisonnée, un bon vin vieux, etc.; qu'il est utile d'employer des ébullitions de valériane, de serpentaire de Virginie, d'arnica, etc., avec de petites doses de liqueur de corne de cerf. Si en même temps, la peau est continuellement sèche et rude, il est à-propos de combiner les moyens indiqués avec l'esprit de Mindererus, une petite dose de camphre, du sel volatil de corne de cerf, du soufre d'antimoine doré, etc. Le quinquina produit également les plus heureux effets.

Lorsque ce caractère de la fièvre est compliqué par un état *pituiteux*, qui en fait une véritable fièvre *muqueuse*, nous devons combiner les médicamens indiqués ci-dessus avec du sel ammoniac, avec de petites doses de tartre stibié, etc. Mais en général il est essentiel d'observer que tous les médicamens *très-stimulans*, et notamment tous les *diaphorétiques* très-actifs, employés dans le but d'effectuer une transpiration critique, ne conviennent nullement, et qu'au contraire tous ces moyens peuvent devenir nuisibles, en ce qu'ils donnent lieu à ce que la goutte devient chronique, et que leur usage est même quelquefois suivi d'une fièvre lente.

Je viens d'indiquer les diverses modifications de la fièvre, qui exigent des modifications dans le traitement des accès de goutte. Très-souvent, la fièvre est tout à fait simple et sans aucun caractère *particulier :* on peut alors la négliger entièrement, et le traitement doit se borner aux divers soins que nécessitent, tant généralement que localement, la nature et le caractère de la goutte.

§. Je vais maintenant indiquer les règles générales que nous devons observer dans le traitement des accès de goutte.

Dabord, il est essentiel de procurer au malade la plus grande tranquillité possible de corps et d'esprit; toutes les émotions de l'âme, toutes les fortes impressions sur les sens, doivent être soigneusement évitées. Il est nécessaire que les malades supportent leurs souffrances avec toute la patience dont ils peuvent être capables. La température de l'appartement sera plutôt un peu chaude que froide, il faut surtout que le malade ne s'expose point au passage subit de la chaleur au froid, et qu'il évite avec grand soin les courans d'air, l'humidité et tout réfroidissement, soit général, soit de la partie affectée, et pour cela il est convenable que le malade garde le lit.

Lorsque les extrémités inférieures sont affectées, elles doivent être tenues continuellement dans une position horizontale.

Pendant toute la durée de l'accès, les malades doivent user d'une grande sobriété, ils doivent se restreindre à une nourriture végétale, peu succulente et très-légère; et ils suivront surtout ce régime très-rigoureusement, si leur constitution est robuste, s'ils n'ont point éprouvé de fréquens accès de goutte, s'ils ne sont point accoutumés ni aux mets très-nourrissans, ni aux boissons spiritueuses, et si le caractère de l'inflammation locale est fortement prononcé. Généralement, l'usage de la viande paraît augmenter les douleurs dans les accès de goutte.

Cependant, chez les personnes d'une faible constitution, chez les personnes âgées, affaiblies par de fréquens accès de goutte; chez celles qui sont accoutumées à l'usage d'alimens très-assaisonnés et de boissons spiritueuses, le régime indiqué ci-dessus pourrait devenir nuisible. Nous devons leur permettre l'usage du vin et d'une nourriture animale, succulente et assaisonnée. Au reste, le caractère et la marche des accès de goutte précédens, la propre expérience du malade doivent nous déterminer dans le choix du régime.

Sur la fin de la maladie, nous pouvons également prescrire une diète plus stimulante, surtout lorsque l'accès traîne en longueur, et que l'inflammation commence à prendre un caractère chronique.

Chez les personnes qui sont sujettes à éprouver dans le cours de l'accès des douleurs d'estomac et d'autres dérangemens de cet organe, il est convenable d'employer des alimens nourrissans et assaisonnés en forme liquide; par exemple, de bons bouillons, du chocolat, des soupes aromatisées, etc. Ce régime est même souvent très-nécessaire dans les cas dont il est question, pace qu'il peut empêcher la suppression de la goutte.

En général, tous les alimens et toutes les boissons acides sont absolument défendues, de même que toutes les boissons qui sont dans une forte fermentation. Il faut surtout que le malade s'interdise l'usage des vins nouveaux et acides.

§. Quant aux médicamens à employer dans les accès de goutte, il est essentiel de prendre à cœur cette règle générale et importante :

Les remèdes deviennent d'autant plus facilement nuisibles, que le cours de l'accès est plus simple et plus naturel ; leur usage est même quelquefois suivi d'accidens fâcheux et dangereux, auxquels on ne devait nullement s'attendre. Les seuls moyens dont nous devons user sont de *légers diaphorétiques*, par exemple, des infusions de sureau, du roob de sureau, etc., surtout lorsqu'un réfroidissement a été la cause occasionelle de l'accès, comme cela arrive très-fréquemment.

Généralement on recommande l'emploi de *diaphorétiques* beaucoup plus actifs, parce qu'on observe que les transpirations qui se manifestent sur le matin produisent d'ordinaire un soulagement considérable. Mais il est bon d'observer que ces transpirations ne sont si bienfaisantes que lorsqu'elles sont naturelles, et non lorsqu'elles sont forcées par les médicamens. Les transpirations trop fortes et trop long-temps entretenues peuvent prolonger la durée de l'accès par l'affaiblissement qu'elles occasionnent. Il est donc essentiel de ne point les provoquer par l'usage des diaphorétiques actifs et d'un régime trop chaud. En effet, nous voyons souvent les personnes atteintes d'accès de goutte se fondre, pour ainsi dire, en sueur, et malgré cela la maladie augmenter et empirer.

Lorsque les malades sont constipés, il est utile d'employer des lavemens *émolliens* et *apéritifs* avec de l'huile, etc. Rarement la goutte régulière exige l'emploi des vomitifs et des purgatifs. Quelquefois, cependant, lorsque l'accès s'est déclaré immédiatement après un repas copieux ou tout autre excès, il peut être convenable de donner un léger vomitif ou purgatif, mais seulement dans le premier commencement de la maladie. Plus tard, ces médicamens ne conviennent nullement, parce qu'ils peuvent donner lieu à des irrégularités de la goutte. Assez souvent, il survient une diarrhée qui, en devenant trop forte, peut affaiblir les forces du malade. Dans ce cas, nous devons employer les moyens propres à l'arrêter, par exemple, la cascarille, le columbo, et même l'opium lorsqu'il y a nécessité.

Généralement parlant, l'usage interne des médicamens *calmans* n'est point convenable dans les accès de goutte. La douleur est un symptômenaturel de la goutte, elle est même d'autant plus violente, que l'accès est plus régulier. En outre, l'expérience journalière nous apprend que la cessation de cette violente douleur, dont la durée n'estjamais très-longue, est suivie d'une santé beaucoup plus parfaite, et qu'ordinairement lorsque les paroxismes commencent à devenir de moins en moins douloureux, la goutte est sur le point de devenir chronique ou de se développer sous des formes anomales. Parmi les calmans c'est surtout *l'opium* dont l'usage exige la plus grande circonspection. En général, l'opium favorise les formes atoniques de la goutte, parce qu'il affaiblit considérablement les organes de la digestion. Dans le *podagra*, on a vu l'emploi imprudent de ce médicament être suivi d'une mort apoplectique très-prompte. Lors même qu'il procure un souagement de quelques heures, on voit souvent au bout de ce temps, les douleurs se renouveler avec une extrême violence.

Malgré cela, beaucoup de médecins recommandent fortement de l'opium, quelques-uns le vantent même exclusivement et indistinctement. Comment sortir de cette incertitude? Il n'y a qu'un seul moyen, c'est de distinguer les cas et les tempéramens.

Chez les personnes d'une *constitution robuste*, d'un *tempérament sanguin*, *irritable*, lorsque la fièvre manifeste un caractère *inflammatoire* très-prononcé et qu'elle produit des congestions sanguines à la tête, lorsque la violence de l'affection locale est l'effet d'un état inflammatoire fortement caractérisé, alors l'usage de l'opium est imprudent et peut devenir dangereux.

Au contraire, chez les personnes d'un tempérament *nerveux*, *très-sensible*, lorsque la fièvre manifeste les symptômes d'une *irritation* plutôt *nerveuse* que sanguine, et que la violence de la douleur provient d'un état spasmodique des nerfs de la partie affectée, l'opium peut produire d'excellens effets. C'est dans ce cas, et surtout lorsque la violence de la douleur devient extrême et qu'elle ravit au malade le sommeil et le repos, qu'il est permis d'avoir recours à l'opium, qui peut abréger la durée du paroxisme en favorisant la transpiration. La dose doit toujours en être modérée, d'un demi-grain à un grain, donné le soir. Notre seul but doit être de diminuer la douleur, jamais nous ne devons chercher à la faire cesser entièrement. Dans la plupart des cas, il est utile de combiner l'opium avec l'ipécacuanha sous la forme de la poudre de Dover.

J'observe encore que l'opium donné dans le moment où la nature est sur le point d'opérer les sécrétions exitiques de la partie affectée, peut devenir très-nuisible et même dangereux. En général, l'usage de l'opium est plus souvent indiqué chez les personnes jeunes, d'un tempérament sensible, et qui n'ont point encore éprouvé de fréquens accès de goutte. Il convient moins aux personnes âgées et atteintes d'une goutte invétérée, parce que chez elles la goutte devient plus facilement atonique. Il n'est presque jamais permis de répéter fréquemment les doses d'opium, ni de les renforcer. Dans la plupart des cas, l'extrait de jusquiame est de tous les narcotiques celui dont l'usage est le plus sûr et le moins dangereux.

§. Le traitement externe et local exige les plus grandes précautions, et l'on peut dire qu'il y a peu de moyens dont l'application externe offre toutes les sûretés désirables. En genéral, la partie affectée doit être soigneusement garantie du froid et de l'humidité, et à cet effet il est convenable de la couvrir de flanelle, d'une peau de lapin ou de cygne. On a beaucoup recommandé l'application du taffetas ciré, principalement du taffetas vert. Ce moyen excite fortement la transpiration et convient surtout lorsque l'accès a été provoqué par un réfroidissement, et en général dans la goutte qui tient de la nature du rhumatisme. En Angleterre, on se sert fréquemment de la laine peignée, dont on enveloppe la partie souffrante. Cependant, je dois observer qu'il ne convient point d'user toujours de ce moyen, ni de tous ceux qui excitent une forte chaleur dans la partie affectée, parce qu'ils augmentent souvent considérablement la douleur. C'est ce qui arrive chez les personnes jeunes et d'un tempérament robuste, dans les premiers accès de goutte, et lorsque l'inflammation locale est violente, la rougeur très-forte, etc. Dans ces cas, la partie doit être tenue plutôt un peu fraîchement que chaudement.

L'application *externe du froid* et même de la glace a été fréquemment recommandée, et plusieurs médecins disent en avoir obtenu les plus heureux effets.

Je connais et je ne révoque point en doute la grande efficacité de l'application du froid dans un très-grand nombre de maladies. Il me serait aisé d'indiquer les divers cas dans lesquels il pourrait être permis d'y avoir recours dans le traitement de la goutte, si la prudence ne me commandait pas impérieusement de m'en abstenir. En général, l'application du froid est toujours hasardeuse et dangereuse; trop souvent elle a produit les effets les plus terribles; trop souvent elle a coûté la vie aux malheureux sur lesquels on l'avait essayée. La répercussion de la goutte et tous les accidens funestes qui peuvent en résulter, la roideur et la paralysie des articulations et des membres ont souvent été les suites de l'application du froid sur la partie affectée. L'action régulière et salutaire de ce moyen exige le concours de tant de circonstances favorables, soit dans la constitution de l'organisme en général, soit dans la disposition des divers organes en particulier, qu'il est souvent impossible d'en régler les effets et d'en calculer les suites. On fera donc fort sagement de ne jamais avoir recours à un moyen d'un effet si incertain et si souvent dangereux. La prudence doit nous déterminer à proscrire ce remède, sans exception ni distinction, dans le traitement des accès de goutte. En effet, le soulagement d'une douleur, quelque violente qu'elle soit, peut-il entrer dans la balance avec le bonheur et la vie des personnes atteintes de la goutte?

Les *saignées locales* sont rarement indiquées dans le traitement des accès. La seule violence de l'inflammation locale ne doit jamais nous engager à avoir recours à ce moyen. Quelquefois seulement, chez des personnes jeunes et robustes, lorsque la fièvre manifeste un caractère inflammatoire fortement prononcé, il peut être utile d'effectuer une évacuation sanguine locale; bien entendu après avoir pratiqué une saignée générale, car sans cela les saignées locales, au lieu de calmer les douleurs, les augmentent souvent par l'irritation et la congestion qui en résultent.

Dans les autres cas, les saignées locales procurent à la vérité presque toujours un soulagement momentané; mais le grand inconvénient que nous devons craindre de l'emploi de ce moyen est de fixer la goutte dans la partie affectée, et d'occasioner une roideur de l'articulation.

C'est surtout chez les personnes âgées et dans la forme du *podagra* que la pratique des saignées locales exige la plus grande circonspection.

Dans la sciatique et le lumbago goutteux, lorsque ces maladies ont un caractère très-aigu, les saignées locales peuvent être très-nécessaires pour empêcher la suppuration.

Dans la goutte qui se manifeste après la cessation des menstrues ou d'un flux hémorroïdal, surtout lorsque la constitution du malade est pléthorique, il est plutôt permis d'avoir recours aux saignées locales.

Le moyen le plus généralement adopté pour opérer une évacuation sanguine locale, est l'application des sangsues. Fréquemment je me suis servi des *ventouses*, et je crois pouvoir assurer que, dans la plupart des cas, ce moyen est préférable aux sangsues. Les ventouses possèdent une vertu anti-spasmodique (calmante), ce qui explique leur efficacité contre l'inflammation goutteuse, qui, dans la plupart des cas, fait voir un caractère évidemment nerveux.

Les applications *humides* sont généralement redoutées dans le traitement de la goutte. A la vérité elles deviennent facilement nuisibles lorsqu'elles ne sont pas suffisamment chaudes, lorsqu'on ne les maintient pas dans une température égale, en général, lorsqu'elles donnent lieu à des réfroidissemens. Cependant il est reconnu que les vapeurs d'eau simple, d'eau de mauve, de lait, etc., dirigées sur la partie affectée, produisent souvent d'excellens effets. Les fumigations conviennent surtout lorsque la peau est sèche et rude. Elles procurent généralement une abondante transpiration de la partie affectée, et même elles diminuent considérablement les douleurs, tandis que l'enflure augmente. Des bains de pieds d'eau tiède, la simple aspersion de la partie souffrante avec de l'eau tiède, procurent souvent un très-grand soulagement. Une dissolution de savon dans de l'eau, appliquée chaudement sur la partie affectée au moyen d'une pièce de flanelle, soulage considérablement, lors même que l'inflammation est forte et la douleur très-violente. Les fomentations avec du lait chaud, l'application de la peau de différens animaux fraîchement écorchés, de divers cataplasmes de graine de lin et de chanvre, de mauve, de guimauve, de jusquiame, etc., avec du lait ou de l'eau, ont souvent produit d'heureux effets. Des raves bouillies et réduites en pâte, la partie intérieure d'une figue, etc., sont des remèdes domestiques quelquefois très-efficaces; mais il est essentiel d'observer que tous les moyens que je viens d'indiquer doivent être renouvelés fréquemment, de manière qu'ils ne puissent jamais se réfroidir sur la partie malade. Sans cette précaution ils, peuvent devenir nuisibles et dangereux.

Plus l'inflammation goutteuse manifeste un caractère érysipélateux, plus la maladie paraît disposée à devenir errante, moins nous devons avoir recours à l'usage des applications humides, parce que, dans ces cas, elles peuvent donner lieu à la répercussion de la goutte.

Une autre règle est de ne pas continuer trop long-temps les applications émollientes. Dès que la goutte décèle la plus petite disposition à prendre la forme chronique, dès que la partie affectée manifeste un état d'atonie, il faut cesser l'emploi des émolliens, sinon ils peuvent occasioner une roideur, une insensibilité de la partie, et favoriser la formation des nodus goutteux.

L'application de diverses substances *irritantes et spiritueuses* n'est généralement point indiquée dans le traitement des accès réguliers de goutte. Ces moyens conviennent plutôt dans la goutte chronique.

Les *vésicatoires*, les *sinapismes* et d'autres applications de ce genre ne conviennent pas aux personnes d'une constitution *robuste*, *irritable*, parce que chez elles l'usage de ces moyens augmente les douleurs au lieu de les diminuer.

Au contraire, ces remèdes sont souvent très-utiles chez les personnes d'une constitution *atonique* et d'un tempérament *sensible*, lorsque l'inflammation manifeste un caractère nerveux : alors ils calment la douleur et dissipent l'inflammation. Cependant, remarquons bien que, même dans ces cas, ils peuvent quelquefois donner lieu à la répercussion de la goutte. Il est donc essentiel d'user de la plus grande circonspection dans l'emploi de ces médicamens.

Il en est de même de l'application externe des médicamens *narcotiques* et *anodins*. A la vérité ils procurent souvent un soulagement très-prompt, mais leur usage peut donner lieu à la suppression de la goutte; d'autres fois il occasionne la perte de toute sensibilité et de tout mouvement dans la partie affectée.

Il y a cependant des cas où il nous est permis d'avoir recours à ces médicamens, quoique toujours avec la plus grande circonspection. Cela arrive lorsque les douleurs deviennent insupportables, et qu'elles montrent un caractère évidemment *nerveux*, en ce que le degré de l'inflammation n'est nullement proportionné à la violence de la douleur. Mais, dans aucun cas, nous ne devons employer des moyens trop actifs ; il ne faut point étouffer la douleur, mais seulement la modérer.

A cet effet, il peut être utile de combiner les émolliens avec les narcotiques. Aux cataplasmes émolliens, nous pouvons ajouter de l'extrait de jusquiame, et une petite dose de teinture d'opium. Une vessie à moitié remplie de lait chaud, auquel on ajoute une dose d'opium, et appliquée sur la partie souffrante, procure souvent un très-grand soulagement. Lorsqu'on redoute la vertu très-active de l'opium, on peut le remplacer par l'extrait de jusquiame. L'emplâtre de jusquiame appliqué sur la partie suffrante soulage également.

Le *camphre* est un autre moyen très-calmant et n'offrant aucun danger lorsqu'il est employé à propos. Toutes les fois, et tant que les douleurs sont d'une nature vraiment inflammatoire, le camphre, au lieu de les calmer, peut les augmenter. Ce médicament convient principalement dans une période plus avancée, et sur la fin de l'accès chez les personnes d'un tempérament nerveux, et lorsque la fièvre est modérée. La meilleure manière d'employer le camphre, est d'en frotter une pièce de laine, qu'on aura fait chauffer, et de l'appliquer sur la partie souffrante. Lorsque cette partie est dans un état de grande atonie, on peut faire des frictions avec une dissolution de camphre dans de l'éther sulfurique.

L'emploi des calmans et de tout autre médicament, sous la forme d'*onguent*, doit être entièrement rejeté, parce qu'il peut occasioner la suppression de la goutte. L'application d'un emplâtre de thériaque, quoiqu'elle puisse calmer les douleurs très-promptement, est dangereuse; des accidens apoplectifs et suffocatifs très-graves peuvent en être les suites. Il en est de même de l'application externe de divers autres moyens empiriques, tels que le suc de ciguë, celui des feuilles de tabac, etc., qui tous peuvent occasioner une répercussion subite de la goutte.

§. Pendant la convalescecne, il est essentiel que le malade suive un régime très-sévère. La violation de cette règle est souvent la cause des plus fortes rechutes, qui se déclarent quelquefois inopinément et très-subitement, et auxquelles la goutte manifeste en général une très-grande disposition. Un régime convenable est le meilleur moyen d'empêcher que les accès ne se renouvellent trop fréquemment, et par conséquent que la goutte ne devienne pas habituelle et chronique.

Pendant la convalescence, il importe surtout d'aider les évacuations critiques; à cet effet, il est de toute nécessité que le malade se tienne chaudemeut. Il est convenable d'employer des moyens légèrement *diaphoretiques*, par exemple, une décoction de salsepareille, de sassafras, de gayac, etc.

Cependant j'observe que l'usage de ces médicamens devient nuisible, lorsqu'il porte atteinte aux forces des organes de la digestion, et qu'il provoque des transpirations trop abondantes, et par cela même affaiblissantes ; ce qui arrive d'autant plus facilement, que les accès de goutte ont laissé à leur suite un état d'atonie et de relâchement des parties solides.

Dans ce dernier cas, il est utile d'avoir recours à l'emploi des toniques, et même des toniques astringens. L'usage en est d'autant plus nécessaire, que l'état d'atonie est plus prononcé : ce que nous observons principalement chez les personnes âgées, chez les personnes d'une faible constitution, chez celles qui ont éprouvé de fréquens accès de goutte, après une durée très-longue de l'accès, etc. Il est encore, dans ce cas, essentiel d'avoir recours aux amers ou aux aromates, au quinquina, aux préparations ferrugineuses, principalement aux eaux ferrugineuses naturelles. Il est absolument nécessaire que le malade fasse usage d'alimens succulens et nourrissans, mais non échauffans. Sa nourriture doit donc consister en bonnes viandes, en bons bouillons, etc. ; sa boisson doit être un bon vin vieux. En général, il convient rarement de continuer dans la convalescence le régime anti-phlogistique et la nourriture végétale. D'ordinaire, il est utile, dès que la fièvre a cessé, d'avoir recours à des moyens un peu plus stimulans, quand même la douleur locale continuerait encore. Cependant il faut remarquer que, dans le choix des alimens, nous devons toujours avoir égard à l'état des organes de la digestion, qui sont souvent extrêmement affaiblis, et par cela même extrêmement irritables.

Il arrive quelquefois dans la convalescence que l'*embarras d'estomac*, au lieu de cesser en même temps que la fièvre, se manifeste avec une nouvelle force, que le malade est constamment constipé, etc.; dans ce cas, nous devons supposer que, pendant la durée de l'accès, des matières corrompues se sont accumulées dans le canal intestinal, ou qu'après la terminaison de l'accès, il s'est fait dans ses parties un dépôt de matières goutteuses. Alors nous devons provoquer quelques *évacuations alvines*, mais avec précaution, faute de quoi nous voyons quelquefois survenir des fortes coliques et des diarrhées, qui fatiguent considérablement, et peuvent donner lieu à des rechutes très-promptes. Le meilleur moyen de prévenir ces accidens est de tenir, pendant la durée de l'accès, le ventre continuellement libre, au moyen de lavemens *apéritifs*, etc.

Les *purgatifs* ont été également recommandés, pour dissiper l'enflure œdemateuse des pieds, qui se manifeste quelquefois à la fin de la maladie. Cependant, comme cette enflure se dissipe souvent sans aucun secours de l'art, il est convenable d'attendre cet effet de la nature, avant d'avoir recours aux médicamens.

En général, l'usage des purgatifs pendant la convalescence exige les plus grandes précautions, parce qu'ils dérangent trop facilement les évacuations critiques par les urines et les transpirations et qu'ils donnent souvent lieu à des rechutes. Je dois même remarquer que, dans le cas où des matières réellement nuisibles séjournent dans les premières voies, leur présence n'est souvent qu'une suite de la grande atonie du canal intestinal. Si donc on juge à propos de provoquer quelques évacuations, il ne faut point continuer trop long-temps l'usage des purgatifs. Au contraire, il est alors nécessaire d'avoir recours aux toniques, au quassia, au calamus, au caryophyllata, etc., dont l'usage est d'ordinaire suivi de la disparution de tous les symptômes en question. Lorsque la fièvre a cessé, la rhubarbe est généralement celui de tous les purgatifs qui convient le mieux.

Pendant la convalescence, la partie affectée doit être tenue chaudement, et cela avec grand soin et sans interruption. A cet effet, il convient de la couvrir de flanelle, de porter des bas de laine, etc.; l'application du taffetas ciré est généralement très-salutaire : ce moyen excite une forte transpiration, laquelle, en séchant, dépose souvent une poudre terreuse et calcaire.

Il est en outre très-essentiel que le malade commence le plutôt possible à exercer la partie affectée. Par conséquent, lorsque le siège de l'inflammation goutteuse a été dans les extrémités inférieures, le malade doit commencer à marcher, lors même que cet exercice lui causerait encore quelques douleurs. Ce moyen aide à la fluidification et la résorption de la matière goutteuse; par conséquent, il prévient la roideur des articulations et contribue à ce que leur mouvement se rétablisse plus promptement et que les douleurs disparaissent plus vîte. Dans les cas où la marche serait impraticable, il convient de prendre l'exercice de la voiture : ce mouvement, quoique passif, ne manque pas de produire d'heureux effets.

§. Avant de finir ce chapitre, il ne sera point déplacé de résumer les règles les plus générales et les plus importantes qui doivent nous guider dans le traitement des accès.

Comme ils sont une maladie critique, nécessaire pour corriger le mélange vicieux du sang, le soin essentiel du médecin doit être d'éloigner et d'éviter tout ce qui pourrait altérer la marche naturelle et régulière de la maladie, principalement tout ce qui pourrait empêcher ou déranger les évacuations critiques qui sont, pour ainsi dire, l'unique but de la nature.

Le traitement des accès doit donc en général être très-simple ; il doit autant que possible se faire sans avoir recours aux médicamens. L'emploi des topiques surtout exige la plus grande circonspection et doit être réservé pour les cas de nécessité extrême. Leur usage empirique peut occasioner des suites fâcheuses et même funestes.

Dans le traitement des accès de goutte, l'art ne doit exercer une influence active que dans le cas où l'affection générale ou locale manifeste un caractère capable de produire une irrégularité plus ou moins dangereuse de la marche et des crises de la maladie.

CHAPITRE VI.

CHAPITRE VI.

CURE RADICALE DE LA GOUTTE.

Les accès de goutte corrigent, plus ou moins, le mélange vicieux du sang. Dans quelques cas assez rares, lorsque l'accès a été extrêmement violent, quoique de courte durée, l'équilibre dans la composition du sang peut être entièrement rétabli, au moins momentanément. Mais, en général, les accès ne produisent point cet effet, les évacuations critiques n'entraînant qu'une partie plus ou moins considérable des matières hétérogènes, et par conséquent ne détruisant pas entièrement le mélange vicieux du sang. La preuve en est que, même dans les intervalles des accès, lorsque les malades jouissent d'une santé en apparence parfaite, leurs urines, transpirations, etc., charrient souvent une quantité plus ou moins considérable de ces matières étrangères et nuisibles, qui sont le produit de la goutte. Mais, quand même nous voudrions supposer qu'après un accès de goutte la composition du sang devient parfaitement naturelle et conforme à la santé, il n'en est pas moins vrai que la cause qui avait donné lieu à ce mélange vicieux n'a point cessé, et que par conséquent elle continue d'agir.

En effet, les accès de goutte ne détruisent point le vice de l'assimilation et de la reproduction, qui est la seule et unique cause première de la goutte, et ce vice continuant d'exercer son influence, nécessairement la composition vicieuse du sang doit se renouveler plus ou moins promptement. Les accès de goutte n'opèrent donc qu'un soulagement momentané, ils diminuent ou éloignent le produit de la maladie sans en détruire la cause première, en un mot leur effet est celui d'un traitement palliatif.

On pourrait m'objecter que plusieurs personnes atteintes de la goutte, après avoir éprouvé un ou plusieurs accès de cette maladie, en ont été délivrées pour toujours sans avoir eu recours à aucun médicament.

A cela je réponds, qu'à la vérité il peut arriver que la goutte disparaisse pour toujours, lorsqu'après un accès de cette maladie diverses causes extrêmement favorables à l'assimilation et à la reproduction exercent une influence continuelle sur le malade. C'est ainsi qu'on observe des guérisons de goutte opérées par un changement de climat, de manière de vivre, en général par tout changement opposé aux causes occasionelles qui, dans un cas particulier, avaient donné lieu au développement de la goutte.

Il s'ensuit que les cas dont il est question prouvent bien la possibilité de la guérison de la goutte moyennant les accès, mais qu'ils ne prouvent nullement que les accès de goutte puissent, dans tous les cas, remplir toutes les conditions nécessaires pour la cure radicale de cette maladie. L'expérience journalière nous apprend tout le contraire, et nous prouve que généralement les accès de goutte ne sont nullement capables d'opérer une guérison radicale, et que ces guérisons rares dont il est question doivent bien moins être attribuées à un changement opéré par l'accès, qu'à l'effet de diverses influences capables de détruire le vice qui constitue l'essence de la guotte.

§. De tout ce qui a été dit précédemment, il résulte que le traitement rationel de la goutte ne peut et ne doit être basé que sur la connaissance juste et exacte de l'essence de cette maladie, et que la guérison radicale de la goutte n'est possible qu'autant que nous parvenons à détruire les divers vices qui sont ou la cause première ou l'effet et le produit de cette maladie.

J'ai dit et prouvé que la cause première de la goutte est un dérangement des organes de la digestion, d'où résulte une assimilation imparfaite des substances alimentaires et par conséquent un vice de toute la reproduction. J'ai dit et prouvé que le produit principal de ce dérangement de la digestion est une composition vicieuse du sang et des humeurs et un état d'irritation et d'inflammation des membranes des vaisseaux ; de là découlent les indications que le traitement de la goutte doit remplir. Il doit :

1°. *Rétablir l'intégrité de la fonction des organes de la digestion, et par cela même corriger le vice de l'assimilation et de la reproduction ;*

2°. *Corriger le mélange vicieux du sang, expulser les matières hétérogènes contenues dans cette liqueur, accélérer et améliorer toute la vie végétative de l'organisme ;*

3°. *Calmer et détruire l'irritation et l'inflammation des membranes des vaisseaux.*

On pourrait être tenté de croire qu'en ne remplissant que la première de ces indications il serait possible d'opérer la guérison radicale de la goutte, attendu que l'unique cause première de cette maladie est l'état de l'assimilation et que de lui seul résultent et la composition vicieuse du sang et l'irritation des membranes des vaisseaux. Or, en détruisant la cause première de la goutte, tous les effets de cette maladie devraient disparaître d'eux-mêmes.

A cela je réponds, que la composition vicieuse du sang, quoique primitivement elle ne doive son origine qu'au vice de l'assimilation, ne laisse pas de constituer une maladie d'une existence indépendante, et d'exercer une si grande influence sur tous les systèmes et toutes les fonctions, que non-seulement elle exige les plus grands égards dans le traitement, mais que, dans la plupart des cas, on ne peut opérer la guérison radicale de la goutte qu'en détruisant d'une manière directe le mélange vicieux du sang. L'indication qui concerne l'irritation du système vasculaire, n'est à la vérité ni aussi essentielle, ni aussi indispensable que les deux premières. Cependant, j'observe que, dans un très-grand nombre de cas, il est non-seulement utile, mais nécessaire de remplir cette indication, afin d'empêcher que l'irritation des vaisseaux n'occasionne des irrégularités et des altérations plus ou moins considérables dans l'action des médicamens.

Si le traitement rationel de la goutte doit remplir trois différentes indications, si chacune de ces indications exige des remèdes différens: il est aisé de concevoir que la guérison de cette maladie ne peut s'opérer que par une méthode combinée de manière à combattre et à détruire les divers vices qui constituent l'essence de cette maladie. La cure radicale de la goutte exige donc :

1°. Des médicamens propres à rétablir l'état normal de l'assimilation et de la reproduction, en rétablissant l'intégrité de la fonction des organes de la digestion;

2°. Des médicamens propres à expulser les matières hétérogènes contenues dans la masse du sang, en activant toutes les sécrétions et excrétions, et généralement en relevant l'énergie de toutes les fonctions végétatives de l'organisme;

3°. Des médicamens propres à calmer et à détruire l'irritation des membranes des vaisseaux en déprimant la trop grande sensibilité des nerfs qui se ramifient dans ces parties.

§. Quelle doit donc être la marche de ce traitement? Devons-nous combattre à la fois tous les vices qui constituent l'essence de la goutte, ou est-il convenable de remplir une indication après l'autre?

Dans tous les cas où la goutte n'est pas parvenue à un degré d'intensité trop avancé, il est utile de remplir en même temps toutes les indications, et par conséquent de combiner d'une manière quelconque les divers médicamens qu'exigent les différens vices qui constituent l'essence de la goutte.

Lorsqu'au contraire, celle-ci est devenue très-intense, alors il est souvent utile et même nécessaire de n'attaquer que successivement les divers vices qui sont les causes fondamentales de la goutte.

Lorsque les symptômes qui annoncent la composition vicieuse du sang sont très-prédominans, il est à propos de corriger ce vice, au moins jusqu'à un certain point, avant de penser à rétablir l'état normal de l'assimilation. Lorsqu'au contraire la goutte se caractérise principalement par les symptômes qui annoncent l'état vicieux de l'assimilation, alors il est convenable de rétablir l'intégrité de la fonction des organes de la digestion avant d'attaquer le mélange vicieux du sang.

Lorsque les fonctions digestives et la composition du sang sont également et profondément altérées, il convient, dans la plupart des cas, de relever l'énergie de l'estomac avant de corriger le mélange vicieux du sang. Cependant il est essentiel de remarquer cette règle générale :

Dès que le caractère de la maladie et la constitution générale ou locale du malade le permettent, il est urgent de combiner les moyens nécessaires pour remplir les diverses indications que la cure radicale de la goutte exige.

Ainsi, il résulte :

Chez les personnes atteintes d'une goutte aiguë régulière, chez celles qui ne sont pas très-affaiblies, soit par les fréquens accès de la maladie, soit par d'autres influences ; chez celles qui ne manifestent point une altération plus ou moins considérable d'un organe généreux quelconque, il convient généralement de combiner, dès le commencement du traitement, les divers médicamens propres à détruire les différens vices qui constituent l'essence de la goutte.

Chez les personnes atteintes d'une goutte irrégulière ou anomale, chez celles dont l'organisme est très-affaibli, soit par l'âge, soit par les fréquens accès de goutte ou toute autre cause; chez celles qui manifestent une altération considérable de la fonction d'un organe important, il est souvent utile et même nécessaire de diviser le traitement et de ne remplir d'abord que celle des indications qui présente le plus d'urgence.

Lorsque la goutte est parvenue à un très-haut degré d'intensité et d'extension, lorsque, dans presque tous les organes, elle a causé des ravages plus ou moins considérables; lorsqu'elle a porté atteinte à l'intégrité de la plupart des fonctions, il est nécessaire de rétablir l'énergie de ces fonctions, et surtout celle de la digestion, avant de remplir les autres indications du traitement.

Dans tous les cas, lors même qu'au commencement du traitement il serait à propos de ne remplir qu'une seule indication, il est essentiel de compléter le traitement dès que le vice prédominant a été corrigé jusqu'à un certain point.

§. Quelquefois, pour assurer le succès de ma méthode curative, il est nécessaire que les malades se soumettent à une espèce de traitement préparatoire.

Chez les personnes d'une constitution robuste, d'un tempérament sanguin, irritable, et d'une disposition inflammatoire, il est utile de prescrire un régime rafraîchissant, une nourriture végétale, l'usage de divers médicamens calmans et rafraîchissans avant de commencer le traitement radical de la goutte;

Chez les individus d'une très-faible constitution, il convient quelquefois de faire précéder le traitement de la goutte par l'usage d'une nourriture et de divers médicamens propres à relever l'énergie des fonctious et à augmenter le ton de tous les organes;

Chez les individus d'un tempérament éminemment nerveux, il est souvent à propos de calmer la trop grande sensibilité des nerfs avant d'attaquer les vices qui constituent l'essence de la goutte.

Lorsque cette maladie est compliquée par une maladie quelconque, aiguë ou chronique, générale ou locale, il convient souvent de combattre et de détruire cette maladie avant d'entreprendre la cure radicale de la goutte. Le traitement préparatoire est alors d'autant plus nécessaire que le caractère ou le siége de la maladie compliquante aggrave le danger de la goutte ou empêche plus ou moins l'action régulière des moyens curatifs.

Trois organes surtout sont de la plus haute importance dans le traitement, et leur état exige des égards tout particuliers, même avant d'entreprendre la cure radicale. Ces trois organes sont l'*estomac* et en général les organes de la digestion, *les reins* et *la peau*. Pendant le cours du traitement, il importe également de maintenir l'état normal de leurs fonctions. Cela ne doit aucunement nous étonner, attendu que la guérison de la goutte s'opère principalemeni par les organes indiqués. Il est donc essentiel d'en examiner attentivement l'état, afin de les disposer convenablement pour la cure. Toute altération dynamique ou matérielle de ces parties doit être prise en considération, surtout lorsqu'elle est capable de déranger ou d'empêcher l'action régulière des médicamens. Je m'abstiens d'entrer dans tous les détails et d'indiquer les cas particuliers ainsi que le traitement que chacun d'eux exige. Ce travail m'éloignerait de mon but, et ne serait d'aucune utilité réelle aux personnes auxquelles cet ouvrage est particulièrement destiné.

§. Pour opérer la guérison radicale de la goutte, il faut donc :

1°. Corriger le vice de la digestion et de l'assimilation ;

2°. Détruire le mélange vicieux du sang ;

3°. Calmer l'irritation du système vasculaire.

La dernière de ces indications est subordonnée aux deux premières. Généralement je la remplis en ajoutant aux médicamens qu'exige le vice de l'assimilation et la composition du sang, diverses substances capables de calmer cette irritation.

§. Quant aux médicamens nécessaires pour rétablir l'état normal de l'assimilation et corriger le mélange vicieux du sang, il n'est point généralement convenable de les mélanger dans le dessein de combattre en même temps et par la même dose, et le vice de l'assimilation et celui du sang. Au contraire, d'ordinaire, il importe, pour le succès du traitement de ne combiner que des médicamens dont le mode d'action se ressemble et dont l'effet se manifeste, sinon dans le même organe, au moins dans le même système d'organes. C'est pour cette raison qu'habituellement je fais prendre dans la matinée une ou plusieurs doses de médicamens propres à corriger le mélange vicieux du sang, et que dans la soirée je prescris une ou deux doses de remèdes destinés à rétablir l'état normal de l'assimilation. Quelquefois l'alterne avec les médicamens, ene mployant pendant huit à quinze jours ceux destinés à corriger le vice de l'assimilation, et ensuite, pendant le même laps de temps, ceux qui sont propres à expulser les matières hétérogènes.

J'observe en outre que, plus les médicamens sont simples, plus leur effet est puissant; généralement l'effet des remèdes trop composés n'est ni aussi régulier ni aussi salutaire que celui des médicamens qui se distinguent par la simplicité de leur composition. C'est pour cette raison que, d'ordinaire, je n'emploie qu'un médicament à la fois, et que je n'ai recours aux combinaisons, que lorsque le caractère compliqué de la maladie, l'état de l'organisme en général ou celui d'un organe en particulier l'exigent impérieusement. Certaines constitutions demandent quelquefois diverses combinaisons dans les médicamens, afin de rendre l'effet des moyens curatifs plus pénétrant et plus durable.

Une autre règle, dont l'observation contribue souvent beaucoup au succès du traitement, est de ne point trop multiplier les doses des médicamens, mais de les réduire au plus petit nombre possible; c'est en cela principalement que le choix des remèdes au moyen desquels j'opère la cure radicale de la goutte, me sert d'une manière si satisfaisante. L'effet des moyens curatifs de la goutte doit être doux, mais pénétrant et durable, et malgré cela ni précipité ni orageux; il doit au contraire s'effectuer par degrés et d'une manière presqu'insensible. Cette condition est d'une si grande importance, que celui qui ne parviendra point à la remplir, ne pourra jamais réussir dans le traitement de la goutte. Cette maladie est d'un caractère trop intense, elle est pour ainsi dire trop inhérente à l'organisation pour espérer de la détruire autrement que par un traitement non-seulement directement opposé aux vices qui constituent son essence, mais continué jusqu'à ce que l'effet progressif des médicamens soit devenu non-seulement proportionné, mais supérieur à la gravité de la maladie. D'après cela, on sent aisément quelles doivent être les qualités distinctives et le mode d'action des médicamens propres à être employés dans le traitement de la goutte. Je le répète, leur effet doit être doux et insensible, et malgré cela pénétrant et durable ; il doit s'opérer graduellement, sans jamais porter atteinte à la fonction d'aucun système, ni d'aucun organe.

La dose des médicamens doit être proportionnée à l'âge, au tempérament et au sexe du malade, ainsi qu'à la disposition particulière des divers organes qui sont principalement intéressés dans le traitement de la goutte. C'est principalement l'état de l'estomac et du canal intestinal, celui des reins et de la peau, qui doivent être pris en considération pour déterminer la force des doses.

L'énergie de ces organes, leur degré de sensibilité permettent ou exigent des doses plus ou moins fortes. Ce serait une erreur de croire que plus une goutte est grave et invétérée plus les doses des médicamens doivent être fortes : au contraire, c'est dans ces cas principalement que les doses doivent être d'abord très-petites, et que leur force ne doit être augmentée que très-insensiblement, En général, et je ne saurais le répéter trop souvent, le caractère de la goutte ne permet nullement les attaques brusques et violentes, qui sont souvent dangereuses et dont le succès est toujours incertain. La marche du traitement doit être lente, l'effet des médicamens doit être gardée progressivement, si nous voulons compter sur un succès complet et durable.

La manière de vivre du malade, ses occupations, usages, habitudes, etc., peuvent également modifier la dose des médicamens et la manière de s'en servir.

§. La goutte, ainsi que je l'ai prouvé, est une maladie de la vie végétative, son essence est une assimilation vicieuse, d'où résulte un mélange vicieux du sang et successivement une altération de toute la reproduction.

A. Pour combattre cette maladie, il faut donc employer les médicamens qui agissent de préférence et le plus directement sur le système *végétatif*.

Pour corriger le mélange vicieux du sang, d'où résulte immédiatement l'abnormité de la reproduction, il faut agir sur les *sécrétions et les excrétions;* il faut en augmenter *l'énergie et l'activité* par les *remèdes suivans :*

I. *Gommeux, résineux, balsamiques et les résineux.*

Ces remèdes exigent, pour être assimilés, un assez haut degré d'énergie et d'activité de la digestion, et leur assimilation est nécessaire, si l'on veut en obtenir un effet durable.

Ils se distinguent des substances contenant des huiles essentielles, non-seulement par un effet plus permaneut, mais encore en ce qu'ils agissent sur la sphère de la végétation, tandis que l'effet des huiles en question se rapporte plus particulièrement aux systèmes supérieurs de la sensibilité et de l'irritabilité. La différence entre l'effet des gommeux, etc., etc., et celui des aromates est très-importante : ceux-ci agissent plus particulièrement sur l'assimilation, ceux-là exercent une influence plus directe sur les sécrétions et les excrétions; ils sont de véritables excitans pour ces systèmes.

Ils agissent sur l'organe cutané comme sudorifiques, non comme les remèdes éthériques par une irritation passagère de l'action sensible et irritable de la peau, mais en augmentant l'énergie et l'activité de la vie végétative de l'organe cutané. Leur effet est surtout très-salutaire, lorsque la peau est pâle, froide et dans un état d'atonie. Ils guérissent même des transpirations profuses provenant d'une atonie de la peau.

Ils augmentent les sécrétions muqueuses des surfaces ; ils se distinguent des autres médicamens favorisant ces secrétions, en ce qu'ils ne les augmentent qu'en produisant une métamorphose plus énérgique et plus accélérée des membranes, et principalement en ce qu'ils en corrigent l'atonie et le relâchement, et qu'ils empêchent la production muqueuse normale de dégénérer en un procès de véritable décomposition et dissolution.

On voit, par là, qu'ils n'agissent pas seulement sur les sécrétions muqueuses, sur le procès des fluidifications, mais qu'ils soutiennent en même temps la force irritable et assimilatrice des tissus organiques sur lesquels ils opèrent.

Ces moyens sont des diurétiques très-efficaces, lorsqu'il existe atonie et inactivité de l'organe urinaire, sans qu'il y ait paralysie et lorsqu'il existe en même temps une diminution de la réception dans les organes éloignés par suite d'une métamorphose affaiblie et retardée.

L'effet qu'ils produisent dans les organes et tissus organiques intérieurs de la végétative, est analogue à celui qu'ils manifestent dans les surfaces extérieures, seulement dans les premières ils agissent davantage sur la réception. Leur effet se manifeste dans les membranes séreuses et fibreuses, surtout dans les membranes synoviales, dans la plèvre, le péritoine, dans les enveloppes des tendons et des muscles, dans les ligamens articulaires, etc., et il s'y montre d'une manière plus prononcée que dans les glandes lymphatiques et le système glanduleux en général. Ils fortifient et activent la métamorphose de ses organes, principalement en augmentant leur énergie. Ils ne produisent point comme les résolutifs, une altération, un changement spécifique de la métamorphose. C'est pourquoi, dans les maladies caractérisées par la dyscrasie, ils ne sont que des remèdes auxiliaires, utiles lorsqu'il s'agit d'augmenter l'énergie et l'activité du système végétatif, et lorsque le succès de la cure doit être favorisé par l'harmonie dans l'activité de tous les organes appartenant à ce système : au contraire, ils sont remèdes principaux dans les maladies où il n'existe point de dyscrasie et lorsque, outre la rétention, il se manifeste un état d'atonie.

Outre l'effet de ces médicamens sur toute la vie végétative, leur influence sur les vaisseaux est très-importante. Ils agissent principalement sur ceux qui se ramifient dans les organes de la reproduction ; ils accélèrent la fonction et par conséquent celle des organes reproductifs abondamment pourvus de vaisseaux, tels que le foie, la rate, l'utérus. Ils y produisent une circulation plus rapide des humeurs, une contraction plus forte des membranes, des vaisseaux ; une métamorphose plus énergique et plus prompte.

En général, ils augmentent l'activité de toutes les fonctions, qui sont dans un rapport plus ou moins intime avec les vaisseaux dont il est question.

On ferait uue faute très-grave si, en employant ces remèdes comme résolutifs dans les obstructions du foie, de la rate, etc., on n'avait égard au rapport et à la cause de leurs effets. On ne doit les employer que lorsqu'il y a atonie et langueur, car ils ne sont résolutifs que parce qu'ils fortifient.

Leur effet sur le système nerveux est fortifiant, et peut, sous ce rapport, devenir anti-spasmodique. Il ne s'étend pourtant point sur l'organisme entier, mais il se borne aux nerfs des organes de la reproduction, surtout au système des ganglions.

De tout ce que je viens de dire il résulte que les médicamens gommeux, résineux et balsamiques conviennent particulièrement dans les maladies chroniques de la végétation, lorsqu'il y a faiblesse, atonie, relâchement et inactivité. Ils sont très-utiles dans la goutte, et on ne peut s'en passer lorsqu'il existe un état d'atonie dans les organes attaqués, lorsque la pâleur, la sécheresse, etc., de la peau indiquent une métamorphose trop lente, lorsqu'il existe une transpiration surabondante provenant du relâchement de la peau et ne manifestant aucunement une nature critique, ne montrant aucune influence sur les symptômes de la maladie. Dans les cas invétérés de cette espèce, lorsque divers dépôts se sont formés, ont fait très-bien de combiner les gommeux, résineux, etc., avec les médicamens plus spécifiques, mais toujours il ne faut point oublier que leur effet se borne au résultat indiqué ci-dessus, et que

20

les cas qui manifestent une dyscrasie, exigent absolument des moyens curatifs plus énergiques.

II. *Médicamens résolutifs.*

A. *Végétaux âcres.*

Ces médicamens pris en petite dose causent d'abord dans l'estomac une légère irritation qui produit momentanément une métamorphose plus active de cet organe. L'augmentation de l'activité de la métamorphose est d'autant plus sensible, que l'état de torpeur de l'estomac est plus prononcé, et qu'il existe atonie avec une production muqueuse tenace.

Lorsque ces médicamens ont été digérés et absorbés, ils produisent un second effet qui pourtant ne se manifeste qu'après qu'on en a fait usage pendant quelques jours. Il consiste dans une augmentation générale et permanente des sécrétions et toutes les surfaces avec augmentation simultanée de l'activité de la résorption. Cet effet, qui ne se développe que par degrés, est durable si l'usage de ces médicamens est continué long-temps. L'augmentation des sécrétions, qui se manifeste dans tous les organes sécrétoires, ne provient que d'un changement intérieur du tissu même de ces parties. L'augmentation de la résorption provenant de la même cause, se manifeste principalement dans toutes les parties munies d'un grand nombre de vaisseaux lymphatiques, dans le tissu cellulaire, dans les membranes séreuses et dans les glandes. Elle est principalement salutaire dans les maladies où des dépôts séreux de diverses espèces se sont formés.

Lorsque, par l'usage trop continu de ces médicamens, leur effet se prolonge trop long-temps, on observe qu'il attaque peu à peu tout le procès formateur, la digestion, la chylification, la sanguification et la formation de la substance. Dans ces cas, tous les symptômes que présentent les systèmes fondamentaux annoncent le commencement d'une cachéxie, dans laquelle se montre une prédominance très-manifeste du procès entier de la fluidification; toutes les sécrétions trop actives annoncent la tendance générale à la dissolution, tandis qu'au contraire le procès assimilateur et la formation des parties solides sont très-déprimés.

Cette observation, en nous montrant l'influence que ces médicamens exercent sur le procès entier de la fluidification, nous explique leur vertu salutaire dans toutes les formes de maladies chroniques causées par des rétentions, de même contre toutes les maladies causées par une assimilation abnorme et prédominante, contre les productions abnormes de substances parasites, excroissances, vers, éruptions cutanées, productions muqueuses, etc. Leur efficacité contre ces maladies nous prouve qu'ils ralentissent la formation des masses dans la même proportion, qu'ils accélèrent la fluidification. Cet effet est dans un rapport très-intime avec la vertu qu'ont ces médicamens d'éloigner l'abnormité de mélange qui se manifeste dans les organes de la végétation; il prouve en outre, combien ils sont capables d'attaquer et de changer la métamorphose de ces organes.

Ainsi les médicamens en question, en rétablissant l'énergie des fluidifications, éloignent les productions anomales de l'assimilation, causées par sa trop grande activité, de même que d'autres productions morbifiques, les aliénations de mélange causées par les contagions et les miasmes, etc. De cette manière, ils combattent fortement la tendance des dyscrasies aux productions vicieuses.

Ces effets, quoiqu'ils embrassent toute la vie végétative de l'organisme, et qu'ils se manifestent dans l'action végétative de tous les organes, se prononcent le plus particulièrement dans les tissus organiques qui appartiennent de préférence à la végétation. Les médicamens âcres produisent donc un effet général, et leur effet local n'est que la suite des changemens universels.

Dans les membranes muqueuses, ils se manifestent comme incisifs et résolutifs, en augmentant les sécrétions de ces membranes, et en rendant le mucus plus fluide. De là vient que les selles augmentent, et deviennent plus liquides et plus pituiteuses; que l'expectoration est plus abondante, etc., etc.

Dans les vaisseaux lymphatiques de l'abdomen, dans les organes et tissus organiques glanduleux, qui sont en rapport avec le canal intestinal, l'effet fondamental de ces remèdes est résolutif; ils éloignent les stagnations et dépôts en activant toutes les fonctions des vaisseaux lymphatiques. Dans les organes, qui par la communication de leurs vaisseaux sont dans un plus grand rapport avec la veine porte, et les autres vaisseaux de l'abdomen, ces médicamens rétablissent et accélèrent les sécrétions. A l'égard de ce dernier effet et dans la dose ordinaire, ils sont moins efficaces que les balsamiques, et ils n'affectent que l'action végétative de ces organes; il n'y a que les âcres résineux qui agissent, sous ce rapport, plus fortement et d'une manière plus permanente.

Dans l'organe cutané, l'effet fondamental de ces médicamens se manifeste par une métamorphose plus énergique. Ils en accélèrent le procès excrétoire, l'exhalation, d'une manière très-sensible, et ralentissent les formations abnormes causées par une prédominance de l'activité assimilatrice. Cette répression des productions abnormes de l'assimilation, l'augmentation successive, la permanence et l'uniformité de la transpiration, l'odeur particulière et les qualités spécifiques des substances excrétées, surtout lorsqu'il existe un vice de mélange, tous ces phénomènes nous prouvent que l'augmentation de la sécrétion cutanée est la suite d'un changement intérieur de la métamorphose de l'organe cutané. Les médicamens dont il est question agissent moins sur l'activité des vaisseaux sanguins que ceux indiqués sous le N°. 1er. Les âcres sont des diaphorétiques d'un effet plus général, tandis que les balsamiques ne sont efficaces que dans les cas où l'action vasculaire, et en général la vitalité de la peau, sont déprimées.

Dans tous les autres organes de la végétation, qui ne sont pas excrétoires, par exemple, dans les membranes séreuses qui recouvrent les cavités intérieures, le péritoine, etc., dans les vaisseaux et les glandes lymphatiques, dans les tendons, les enveloppes des muscles et des tendons, le périoste, etc., etc., l'effet fondamental des médicamens âcres est résolutif.

Il est entendu qu'il n'est question de la vertu curative des âcres, qu'autant qu'on les donne en petite dose.

Ils sont principalement indiqués comme moyens curatifs dans les maladies chroniques de la végétation, surtout dans celles des procès sécrétoires et excrétoires, causées par la cessation de la résorption et de la fluidification intérieures, ou la suppression des sécrétions et excrétions extérieures, ou enfin par un mélange vicieux.

L'effet général des médicamens en question ne permet pourtant leur usage qu'aux individus insensibles, flegmatiques, dans lesquels le procès assimilateur est principalement prédominant. Pour qu'ils ne deviennent pas nuisibles, il faut que l'énergie vitale en général, et surtout celle du procès assimilateur ne soit point trop affaiblie.

Ces médicamens conviennent donc :

1°. Dans la *goutte véritable* et dans les formes de maladies qui ont de l'affinité avec elle. Dans les accès de goutte aiguë, on n'en doit faire usage que pendant la crise, où ils servent à rendre plus complète l'excrétion naturelle des productions morbifiques. Dans la goutte chronique et dans la métamorphose abnorme des organes de la reproduction causée par cette maladie, les accès sont des moyens essentiels pour effectuer la résorption des dépôts, pour en arrèter la formation, ainsi que les procès morbifiques dont ils proviennent;

2°. Ils conviennent également dans les *affections rhumatismales chroniques et rhumatico-goutteuses.* On ne peut même s'en passer lorsque, pour effectuer la cure, il ne suffit pas de favoriser l'activité cutanée; lorsque ces affections sont trop profondément enracinées, et qu'elles ont déjà occasionné un changement profond de la métamorphose des parties attaquées, en sorte que la dyscrasie est sur le point de se former ou qu'elle s'est même déjà entièrement développée. En général, ils conviennent dans les abnormités de la végétation, quand il y a prédominance de la formation des masses et suppression de la fluidification.

§. Des âcres purs, il faut distinguer ceux dont le principe âcre se trouve combiné avec des substances qui en modifient l'effet.

1°. Les *âcres narcotiques*, contenant le principe narcotique, manifestent une forte action sur l'intérieur de l'organisme; ils affectent plus vivement les systèmes supérieurs, et leur effet sur la vie reproductive a plus d'intensité et se répand plus généralement. C'est pourquoi ils sont très-propres à détruire les maladies chroniques du système végétatif et des systèmes supérieurs de la vie animale, surtout lorsque ces maladies sont opiniâtres et enracinées, et qu'on ne peut les éloigner qu'en opérant un changement énergique de toute la vie intérieure.

Chaque médicament appartenant à cette classe diffère essentiellement, quant à ses effets, des autres remèdes de la même classe. Je n'entrerai point à cet égard dans des détails qui me conduiraient beaucoup trop loin.

2°. Les *âcres drastiques*.

La propriété particulière de ces médicamens est d'être dans un rapport particulier avec la partie inférieure du canal intestinal. C'est dans l'intestin colon que leur effet se manifeste d'une manière plus particulière. En outre, ils exercent sur les vaisseaux et les tissus organiques irritables de l'abdomen une action plus énergique que les autres médicamens de la même classe. Ils y occasionnent des congestions par suite d'une circulation du sang plus rapide et plus énergique. Administrés en petites doses, ils manifestent un effet résolutif dans les organes abdominaux, ils éloignent la production pituiteuse et visqueuse, ils corrigent le relâchement de la surface intestinale, ils augmentent l'action végétative des vaisseaux lymphatiques et des glandes, ils accélèrent la circulation de la lymphe, etc. Administrés en plus forte dose, ils purgent fortement; mais alors, pour peu qu'on en fasse un usage trop fréquent, ils occasionnent dans l'organe intestinal une certaine sécheresse, ils en diminuent la mobilité et peuvent même entraîner la paralysie intestinale. Comme ils dérangent très-facilement la digestion et toute la nutrition, il ne faut les employer que chez les personnes d'un tempérament flegmatique, dont les intestins sont enduits d'une pituite très-visqueuse. On ne doit pas non plus perdre de vue qu'ils occasionnent souvent des congestions, et que par conséquent ils peuvent donner lieu à des hémorragies dangereuses, surtout du rectum, etc.

3°. Les *âcres diurétiques*.

Ils se distinguent des autres médicamens de cette classe en ce qu'ils produisent une augmentation de la sécrétion de l'urine. Leur effet principal se manifeste dans le tissu cellulaire, dans la graisse, dans les membranes muqueuses intérieures qui recouvrent les organes. Ils agissent comme incisifs sur la pituite, dont ils diminuent la tenacité, et qu'ils rendent plus séreuse. Mais d'un autre côté, ils attaquent et dépriment considérablement l'assimilation. C'est pourquoi ils dérangent facilement la digestion et attaquent la nutrition dans son degré inférieur, dans la formation de la graisse et du tissu cellulaire.

4°. Les *antiscorbutiques* augmentent le procès de fluidification dans les membranes muqueuses et y produisent une sécrétion plus forte et plus séreuse ; mais ils n'attaquent pas l'assimilation comme les remèdes précédens ; au contraire, ils déterminent l'action assimilatrice à une formation plus prompte et plus normale, et par cela même ils maintiennent la cohésion des tissus organiques. Ils n'attaquent point la digestion pourvu qu'on ne les donne pas en trop fortes doses; au contraire, ils animent la fonction digestive et facilitent la résorption des substances nutritives, surtout lorsqu'il existe une sécrétion vicieuse, une pituite glaireuse et tenace, ou atonie et insensibilité dans les organes.

Ils produisent un effet semblable dans la membrane muqueuse du poumon, et très-particulièrement dans celle de l'organe urinaire.

Par leur effet sur les secondes voies, sur les organes et tissus organiques végétatifs intérieures, on voit qu'ils activent, comme médicamens âcres, la métamorphose végétative, mais qu'en même temps ils favorisent l'assimilation. Ils agissent également dans la reproduction sur la sphère des vaisseaux sanguins, tandis que les autres médicamens âcres n'agissent que sur le système lymphatique proprement dit. Ils sont d'excellens moyens dans les stagnations sanguines des tissus organiques végétatifs. Tout cela nous prouve qu'ils stimulent et animent l'action assimilatrice et irritable de la métamorphose végétative.

B. *Les résolutifs minéraux.*

L'effet des plus énergiques de ces médicamens s'étend sur tous les organes de tout le système végétatif. Il se prononce le plus fortement dans le système lymphatique et glanduleux; cependant il se manifeste également, quoique dans un moindre degré, dans tous les autres tissus organiques qui n'appartiennent pas de préférence à la végétation. Le caractère fondamental de l'effet de ces médicamens est l'exaltation du procès de la fluidification ; ils répriment et limitent simultanément la formation des parties solides et des procès organiques qui en sont chargés.

La propriété de ces médicamens est donc principalement celle de favoriser les sécrétions. Leur effet, quoiqu'il se répande sur toute la végétation , apparaît principalement dans les systèmes indiqués ci-dessus et dans les tissus organiques végétatifs placés sur le même degré d'organisation. Il va en déclinant d'un côté vers les surfaces, d'un autre côté vers les membranes fibreuses. C'est ce qui nous explique pourquoi certains résolutifs de cette classe sont plus curatifs dans les maladies de la surface, et pourquoi d'autres, beaucoup plus énergiques en eux-mêmes, ne deviennent efficaces dans les maladies des membranes fibreuses, que lorsqu'au moyen de diverses combinaisons ou augmente ou dirige leur action sur les organes et tissus organiques en question.

Les résolutifs minéraux *les plus énergiques* sont curatifs :

1°. Dans les maladies causées par la suppression de l'excrétion cutanée, de celle du canal intestinal et des organes sécrétoires attenant à ce dernier, surtout du foie, du pancréas et des voies urinaires.

2°. Lorsque ces rétentions sont accompagnées de dépôts, de substances abnormes dans l'intérieur de l'organisme, surtout lorsque ces dépôts sont de nature lymphatique, comme, par exemple, diverses espèces de tumeurs, de durcissemens, d'extravasations, etc.;

3°. Ils ont une vertu anti-dyscratique.

Il ne convient point d'avoir recours aux médicamens de cette classe, lorsque l'irritabilité et l'assimilation sont tellement déprimées, que la nutrition et la formation des masses ne vont pas de pair avec la fluidification, et qu'il y a tendance à la décomposition et à la dissolution de la substance organique.

Dans le *rhumatisme chronique*, dans les *affections goutteuses chroniques*, dans les *affectious rhnmatico-goutteuses*, les médicamens en question sont curatifs, lorsque ces maladies sont déjà parvenues au degré de véritables *dyscrasies*, lorsqu'elles menacent de former des dépôts ou qu'elles en ont déjà formé.

J'observe que ces médicamens sont d'ordinaire plus salutaires, lorsque leur usage a été précédé par celui des remèdes d'une action moins intense de la même classe, et lorsqu'on les combine avec des acres balsamiques excitantes, etc.

Les médicamens de cette classe, dont l'effet est *moins énergique*, possèdent la même vertu que ceux indiqués ci-dessus, seulement leur effet est moins intense et leur action se dirige sur une sphère inférieure de l'organisation. Ils doivent être employés lorsqu'on a pour but d'effectuer un changement successif de la métamorphose, et dans les cas où les maladies chroniques ne sont pas profondément enracinées. Très-souvent c'est par eux qu'il faut commencer le traitement, et ce n'est que lorsque leur vertu se montre insuffisante qu'on doit avoir recours aux moyens plus énergiques; toutefois il faut avoir soin, au commencement, de les combiner avec ceux dont l'action est moins forte.

Les médicamens de cette classe agissent plus spécifiquement sur le système du derme et sur les membranes muqueuses intérieures; leur action sur les glandes, le système lymphatique et le tissu cellulaire, est déjà plus faible, et elle est très-peu sensible dans les membranes fibreuses. Ils n'attaquent que faiblement l'assimilation intérieure, d'où il vient qu'ils sont très-utiles dans certaines dyscrasies, qui ne permettent plus l'emploi des remèdes énergiques. Seulement dans l'estomac et la partie supérieure du canal intestinal, ces médicamens peuvent causer un état d'apepsie.

Leur usage est très-salutaire dans les *affections chroniques rhumatismales et goutteuses*, sous quelque forme qu'elles se manifestent, au commencement de la maladie, ainsi que plus tard, lorsqu'une dyscrasie s'est déjà formée. Dans les accès de goutte régulière, ils sont très-propres à opérer et à rendre complètes les excrétions critiques sur les surfaces intérieures et extérieures.

Les résolutifs minéraux *les plus faibles* agissent fortement sur la surface extérieure, dont ils favorisent les sécrétions et changent la métamorphose; leur action sur les surfaces intérieures est beaucoup moindre que celle des remèdes précédens; les excrétions qu'ils produisent sont toujours plus substantielles et moins fluides. Leur effet est également plus faible dans tout le système lymphatique et les tissus organiques qui sont en rapport avec ce système.

Ces médicamens sont très-salutaires dans

les affections *chroniques rhumatismales et goutteuses* qui ne sont ni très-récentes, ni très-enracinées, invétérées et opiniâtres, ni accompagnées de désorganisations, de dépôts, etc. On ne peut s'en passer lorsque la maladie a produit une dyscrasie qui cependant ne doit pas être trop profondément enracinée et dans laquelle d'autres circonstances n'exigent pas des moyens plus énergiques. On les combine très-diversement, suivant la différence de la forme de la maladie et du tempérament du malade.

C'est surtout en me servant des ingrédiens de cette classe de remèdes que j'ai obtenu le plus grand succès dans les cas les plus désespérés, dont j'ai noté plusieurs dans mon journal d'observations cliniques.

B. *Médicamens* agissant *particulièrement* sur *l'assimilation* et *l'irritabilité*.

Ces remèdes sont nécessaires dans le traitement de la goutte, pour corriger le vice des organes de la digestion et pour rétablir l'état normal de l'assimilation, dont dépend la production d'un chyle et d'un sang conformes à la nature de l'organisme. Parmi ces médicamens les *toniques* sont de la plus grande importance.

L'effet primaire des toniques est d'augmenter l'énergie intérieure du procès assimilateur, sans exciter simultanément, comme les excitans, une augmentation passagère de l'activité de cette fonction. Cet effet se manifeste dans les fonctions digestives de l'estomac, il suit l'animalisation de la substance dans la chylification, la sanguification jusqu'à la métamorphose des organes. De là cet effet passe aux systèmes supérieurs et s'étend principalement sur l'irritabilité dont il augmente également l'énergie sans en exalter l'activité.

Les toniques, qui ne sont pas proprement astringens, fortifient la digestion. Après leur usage, l'appétit augmente, les alimens incommodent moins, même une faible digestion; l'excrétion alvine devient plus régulière, ce qui annonce une digestion plus parfaite. Cette assimilation plus énergique dans le canal intestinal produit un chyle meilleur et en tout plus conforme à la nature. Le sang, qui en provient est d'un mélange normal. Cette amélioration de la chylification et de la sanguification influe progressivement sur toute la métamorphose de l'organisme; non-seulement elle produit une plus grande quantité d'élémens propres à la nutrition, mais elle augmente l'énergie et l'activité de toute la reproduction en général.

Il est clair que l'effet de ces médicamens est d'une grande importance pour les manifestations vitales des systèmes supérieurs, dont la force et la permanence ne dépendent que d'une bonne reproduction. Les toniques dont l'action se dirige plus directement sur l'irritabilité et la sensibilité, par exemple, les toniques volatils, exercent une influence plus grande sur ces systèmes.

Les toniques augmentent l'énergie de l'irritabilité, ils produisent une contraction des fibres et une action des muscles plus fortes, une cohésion organique plus considérable, et un pouls plus régulier et plus fort. L'énergie de l'irritabilité étant la source de l'énergie de la sensibilité, il s'ensuit que ces remèdes fortifient également, quoique d'une manière indirecte, le système neveux, et à cet égard, leur effet est plus permanent que celui des remèdes volatils augmentant l'énergie du système nerveux. Ceci nous explique pourquoi tant de maladies nerveuses se guérisent par l'usage des toniques.

On voit par la marche de l'effet des toniques que les différens procès de l'assimilation ne peuvent être fortifiés que successivement et qu'il faut par conséquent un certain temps pour effectuer une roboration parfaite. On voit également par la lenteur de cette marche que l'on ne saurait forcer la roboration par des doses plus fortes, attendu qu'elle ne peut résulter que du développement progressif de la vie elle-même; d'ailleurs, les doses trop fortes dérangent la digestion, comme toute substance indigeste. Il serait également inconvenant de continuer trop long-temps l'usage des toniques, car, une fois la roboration effectuée, ils entraînent des suites nuisibles.

La plupart de ces médicamens ne peuvent être employés que dans les maladies chroniques, caractérisées par une faiblesse véritable, par la diminution de l'énergie de l'assimilation, de la vie irritable et de l'élasticité naturelle des organes en général. Par conséquent ils sont indiqués dans les différentes cachexies, même dans les dyscrasies, en tant que le mélange vicieux est le produit de la faiblesse du procès assimilateur.

Pour que les toniques puissent produire leur effet, il faut que les organes de la digestion manifestent un certain degré d'énergie et d'activité. C'est cette considération qui doit nous guider dans le choix des divers médicamens de cette classe, dans l'ordre où il faut les employer, dans la manière de les combiner, etc.

Il faut en outre que le procès assimilateur du canal intestinal soit en harmonie avec le procès sécrétoire. L'effet différent des divers toniques sur ces procès exige des combinaisons avec des correctifs.

Les diverses espèces de toniques sont :

1°. Les toniques *balsamiques ;*

2°. Les toniques *amers ;*

3°. Les toniques *astringens.*

Dans chaque série de ces médicamens qui pour la plupart sont des végétaux, se trouvent des *métaux* analogues dont l'effet est toujours plus énergique que celui des végétaux.

a. Ce qui caractérise les toniques *balsamiques*, c'est la marche progressive de leur action. Elle commence dans la ramification du nerf splanchnique, se communique ensuite à la moëlle épinière, embrasse toute la fonction reproductive et motrice du système nerveux, sans en atteindre cependant la fonction supérieure sensitive.

Les *minéraux* de cette classe, pris en petites doses, occasionnent, bientôt après leur introduction dans l'estomac, une sorte de bien être et de chaleur dans le creux de l'estomac, qui se répand peu à peu sur tout l'abdomen ; l'appétit et la soif augmentent, l'excrétion urinaire et l'excrétion alvine deviennent libres et plus abondantes; les selles plus liquides et plus fréquentes que de coutume. Cet effet se répand successivement sur tout l'organisme, la chaleur augmente sur toute la surface de la peau, en même temps que la contraction des vaisseaux membranes; les battemens du pouls deviennent plus énergiques, il résiste à la pression du doigt, tout le système musculaire gagne en énergie et en élasticité, tous les mouvemens dépendant de la volonté deviennent plus libres et plus forts, les muscles indépendant de la volonté acquièrent également plus d'énergie et plus d'activité, la respiration est un peu accélérée, mais énergique, etc., etc.

Cette légère exaltation se manifeste également dans le système nerveux, par une humeur plus gaie et plus douce, par une grande facilité des facultés intellectuelles; la perception des impressions extérieures, de même que la réaction du système nerveux sur les divers organes, s'effectuent avec plus d'activité et de régularité.

Successivement, il se manifeste une métamorphose plus animée et plus énergique, la formation des parties solides devient partout plus active, et même l'accroissement et l'énergie des sécrétions se prononcent dans les membranes muqueuses, dans les glandes, dans la peau, etc.

L'effet de ces médicamens étant véritablement roborant, ils peuvent être administrés très-souvent et pendant long-temps, pourvu que les doses soient telles, qu'elles ne produisent jamais un effet plus fort que celui que je viens d'indiquer.

Des expériences nombreuses m'ont plainement convaincu que les remèdes en question possèdent une vertu curative toute particulière, à laquelle l'effet d'aucun autre médicamens ne peut être comparé. Leur effet a souvent surpassé mon attente dans les dérangemens des procès sécrétoires et excrétoires, dans toutes les affections causées par le mélange vicieux des humeurs, les dyscrasies, dans les rhumatismes invétérés, dans les affections chroniques goutteuses, principalement des articulations, dans les nodus goutteux les plus douloureux et les plus désorganisés.

b. Les toniques *amers.*

Ils se distinguent des remèdes précédens par l'effet direct et primaire qu'ils produisent dans la sphère de la reproduction. Leur effet secondaire sur les systèmes supérieurs, se lie au changement qu'ils opèrent dans la reproduction. Ce n'est que dans les maladies qui appartiennent purement à la végétation, et dont la cause première est un dérangement de la vie reproductive, que les toniques amers sont curatifs, surtout lorsqu'il y a faiblesse dans les organes de la reproduction.

Ils trouvent donc principalement leur emploi dans la goutte véritable, qui tire son origine d'un dérangement du procès assimilateur et qui suit, dans son développement progressif, la même marche que l'effet des toniques amers; dans les accès de goutte, l'usage des médicamens dont il est question est rarement indiqué, mais ils sont précieux et indispensables pour opérer la guérison radicale de cette maladie.

Ce qui vient d'être dit à l'égard des toniques amers, se rapporte principalement aux amers purs et aux amers résolutifs. Ces derniers sont particulièrement utiles dans la goutte compliquée de stagnation, de gonflement et dépôt dans les organes abdominaux, provenant du dérangement des procès sécrétoires. Ils ne doivent pas non plus être rerejetés dans la dyscrasie goutteuse, dans laquelle pourtant il ne faut pas en attendre un secours très-prompt. Ils doivent toujours être combinés pendant un temps convenable, quoiqu'il faille toujours se rappeler que l'usage trop prolongé de plusieurs d'entre eux pourrait produire des effets plus ou moins nuisibles.

C. *Médicamens* dont l'effet principal se manifeste dans le *système nerveux.*

a. Moyens qui *dépriment* les manifestations vitales du *système nerveux.*

Les *narcotiques* sont utiles dans certains dérangemens et dans certaines abnormités des sécrétions et des excrétions. Leur vertu curative dans ces cas est due à l'influence particulière que les nerfs, en général, exercent sur les fonctions sécrétoires et excrétoires. Leur usage est indiqué daus tous les cas où les maladies de la végétation sont la suite du dérangement d'une fonction nerveuse, par exemple, d'un spasme dans les organes des sécrétions, d'une altération quelconque de l'action nerveuses, etc. De même; lorsque les maladies primaires de la végétation se sont réfléchies sur le système nerveux.

Les narcotiques, comme tels, n'étant pas des moyens essentiellement curatifs dans la goutte et n'étant utiles que dans certaines circonstances, je me dispense d'entrer dans aucun détail. Il serait trop long d'indiquer tous les cas dans lesquels chacun de ces remèdes est particulièrement indiqué.

b. Médicamens dont l'effet primaire est une *exaltation* passagère de la *vie nerveuse; nervins volatils.*

Ils opèrent une métamorphose plus active dans tout le système végétatif, une augmentation simultanée de la résorption et des sécrétions. Ainsi que les narcotiques, ils ne produisent point cet effet d'une manière directe, mais au moyen de l'influence que le système nerveux exerce sur la végétation. Leur effet se prononce le plus fortement dans la peau, dont la chaleur augmente et qui devient plus moite, surtout lorsque la sécrétion a été supprimée par un dérangement de l'influence normale du système nerveux sur l'organe cutané. L'usage des médicamens en question est indiqué dans toutes les affections rhumatismales et goutteuses, caractérisées par une asthénie nerveuse, soit générale, soit locale.

De ce que je viens de dire, il suit que les médicamens de cette dernière classe ne sont pas généralement des moyens curatifs directement opposés aux vices qui constituent l'essence de la goutte, et que leur emploi ne devient utile et nécessaire que dans certaines circonstances et certaines complications. Il serait trop long d'entrer dans tous ces détails : je me borne à faire observer que les plus efficaces d'entre ces médicamens possèdent une vertu toute particulière contre certaines affections rhumatismales et goutteuses très-invétérées. Dans les cas les plus désespérés, dans les contractures et les nodus goutteux, accompagnés de paralysies, etc., ils produisent souvent les effets les plus salutaires et les plus surprenans. J'ai vu leur usage amener l'augmentation de l'excrétion cutanée et urinaire, la résorption des nodus, le rétablissement du libre mouvement des articulations et la disparution complète des douleurs. C'est ainsi que j'ai vu des personnes, qui depuis de longues années étaient entièrement percluses, recouvrer l'usage parfait de leurs membres.

§. Je viens d'indiquer les diverses classes d'agens thérapeutiques qui me fournissent les médicamens nécessaires pour opérer la guérison de la goutte. Mes lecteurs doivent comprendre maintenant que la guérison de la goutte ne peut être l'effet d'un seul médicament, et que par conséquent il est impossible qu'il existe aucun spécifique capable d'en opérer la cure radicale. Un spécifique contre la goutte est une chimère aussi ridicule, aussi absurde que celle de la pierre philosophale, et tous les prétendus spécifiques vantés comme des moyens infaillibles pour détruire la goutte n'ont été que des productions d'un empirisme ignorant et grossier, ou des inventions d'une basse cupidité. La guérison de la goutte ne peut s'effectuer que par un traitement capable de combattre et de détruire les divers vices qui constituent l'essence de cette maladie. Ces vices sont, comme nous savons :

1°. Une assimilation imparfaite et par conséquent abnorme;

2°. Un mélange vicieux du sang, d'où résulte immédiatement une reproduction vicieuse de tout l'organisme;

3°. Une irritation plus ou moins considérable des membranes des vaisseaux.

De ces trois vices, les deux premiers fournissent les indications fondamentales et essentielles du traitement de la goutte, le dernier fournit une indication plutôt accessoire, mais malgré cela indispensable dans la plupart des cas, pour compléter le traitement et pour assurer et régulariser l'effet des médicamens. Sur ces principes, tirés de la nature de la maladie, reposent les bases de ma méthode curative de la goutte. Les avantages de cette méthode consistent :

1°. En ce qu'elle combat et détruit simultanément ou alternativement tous les vices qui composent le caractère fondamental de la goutte;

2°. En ce que l'effet des médicamens n'est ni brusque, ni violent, mais très-doux, insensible, et augmente graduellement jusqu'à l'entière destruction de la maladie;

3°. En ce que le traitement étant susceptible de toutes les combinaisons et modifications que peuvent exiger les cas particuliers, le tempérament, l'âge, le sexe, etc., peut être continué pendant long-temps sans occasioner aucune suite désagréable ou facheuse;

4°. En ce que particulièrement cette méthode ne peut jamais donuer lieu à des irrégularités dangereuses dans la marche de la goutte.

C'est à ces avantages que je crois devoir attribuer les effets si salutaires, et souvent si étonnans, que l'emploi de cette méthode a produits dans les diverses affections goutteuses. Chez des personnes très-avancées en âge, dans les cas les plns graves, où la goutte avait empreint ses traces sur la plupart des organes et fonctions, où des contractures, des nodus et des paralysies ôtaient aux malheureux patiens presque toute faculté de se mouvoir, j'ai vu mon traitement être couronné d'un succès aussi complet qu'inattendu. Cependant je dois ajouter, et cela est aisé à concevoir, que les cas dont je viens de parler ont exigé un traitement beaucoup plus long que les cas moins graves, moins invétérés, etc. Chez des personnes plus jeunes, dont la constitution générale ou locale n'a pas considérablement souffert, lorsque la maladie est moins enracinée, etc., un traitement dedeux, trois à quatre mois suffit généralement pour rétablir la santé d'une manière parfaite et durable.

Il peut arriver qu'après un premier traitement parfaitement bien suivi, dont le succès paraissait complet, la goutte reparaisse sous sa forme accoutumée après un laps de temps plus ou moins considérable. Ce serait une erreur que d'attribner la cause de cette récidive à l'inefficacité des traitemens. La goutte étant de sa nature même une maladie très-enracinée dans l'organisme, il y a des cas où un seul traitement ne suffit pas pour la détruire entièrement et pour toujours. Ces rechutes ne prouvent pas même toujours, que le caractère de la goutte, soit très-grave ou très-intense, car elles se manifestent quelquefois dans des affections goutteuses peu considérables, tandis qu'elles manquent entièrement dans des cas graves et invétérés. Il s'ensuit, que ces rechutes ne doivent nullement décourager les malades. Uun second, et au besoin un troisième traitement doivent achever la cure, et garantissent au malade le rétablissement parfait et durable de sa santé.

Dans des cas extrêmement graves et invétérés, chez les personnes dont la constitution générale ou locale, a éprouvé des atteintes considérables, la cure radicale de la goutte exige souvent beaucoup plus de temps, à cause des obstacles et des entraves que la mauvaise disposition des divers systêmes et organes opposent à l'effet régulier et durable des médicamens. Ces obstacles une fois vaincus et l'organisme disposé d'une manière convenable, le succès du traitement devient certain.

Cependant, je fais observer qu'il y a des cas dont la guérison radicale est absolument impossible. Dans le chapitre IV, je les ai indiqués, ainsi que les causes de leur incurabilité. J'ajoute ici que si réellement la guérison radicale en est impossible, il n'y a du moins aucun cas dans lequel l'application sagement dirigée de ma méthode curative ne puisse procurer un soulagement plus ou moins considérable. Lors même que la goutte était parvenue au plus haut degré possible d'intensité, lors même que dans toutes les parties du corps elle avait causé des ravages considérables, chez des personnes auxquelles tout devait présager une mort très-prochaine, j'ai obtenu de l'emploi de cette méthode des résultats au-delà de toute attente. Non-seulement j'ai vu l'existence de ces malades, qui pour la plupart étaient dans un âge extrêmement avancé se prolonger de plusieurs années, mais l'énergie des fonctions les plus essentielles, se rétablir à un point qui leur permettait de compter encore sur des jours de bonheur et de renaître aux jouissances de la vie. J'observe encore que dans tous les cas il est très-essentiel que le malade suive le traitement prescrit avec beaucoup d'exactitude et beaucoup de régularité. Sans cela, il ne peut espérer d'en obtenir tous les effets salutaires qu'il est capable de produire.

La méthode curative que j'emploie avec tant de succès dans le traitement de la goutte, est ouvelle, non que je prétende que toutes les vues sur lesquelles ce traitement est basé soient entièrement nouvelles, mais parce qu'avant moi aucun médecin ne l'a pratiquée, ni dans la même étendue, ni dans la même combinaisou. Aucune théorie sur la formation de la goutte ne ressemble dans sa totalité parfaitement à la mienne; aucune n'embrasse comme la mienne cette maladie depuis sa première origine jusqu'au plus haut degré de son développement, aucune n'en explique aussi bien tous les phénomènes et tous les accidens. Les expériences, qui m'ont prouvé la grande efficacité du traitement basé sur les vues indiquées m'autorisent à croire qu'en continuant d'étendre et de perfectionner l'application de cette méthode curative nous arriverions bientôt au point de ne pas trouver dans la guérison de la goutte plus de difficultés que dans celle de la plupart des autres maladies. Quel bienfait immense pour toute l'humanité! quel noble encouragement pour tous ceux qui embitionnent la douce gloire de consacrer leur temps et leurs facultés au bonheur leurs semblables! tous mes désirs sont accomplis par la douce satisfaction que j'éprouve en voyant que les travaux auxquels je me livre depuis si longtemps m'ont rapproché du seul but qui a constamment soutenu mon courage et mes forces. Désormais la goutte n'est plns une maladie incurable ; la crainte ridicule, l'épouvante chimérique, la faveur desquelles ce fléau désolait le genre humain sans qu'on osât, pour ainsi dire, lui opposer la moindre résistance, vont s'évanouir pour toujours. Les personnes atteintes de la goutte peuvent le doux espoir d'être délivrées de cette cruelle maladie ; il leur est permis d'attaquer et de détruire l'ennemi redoutable qui les menaee de souffrances horribles et peut-être une mort précoce. Le préjugé funeste qui voit dans la goutte une maladie salutaire et nécessaire, tiendrait-il contre les preuves les plus convaincantes du raisonnement et de l'expérience? si mon ouvrage peut contribuer à détruire cette opinion si fausse et si terrible dans ses suites, si les malades peuvent y trouver un préservatif contre tous les faux guérissseurs de la goutte, leurs eaux, teintures, beaumes et cataplasmes, je me croirai suffisamment récompensé de toutes les peines que m'ont coûté les longues recherches sur l'essence et le traitement de la goutte.

N. B. Je n'ai point nommé les divers médicamens que j'emploie dans le traitement de la goutte, ni leurs doses, combinaisons, etc., et cela par plusieurs raisons :

1°. Parce qu'en les indiquant, j'aurais été obligé pour prévenir des erreurs funestes, d'entrer dans un très-grand détail, ce que le but de mon ouvrage me défend ;

2°. Parrce que ce que j'ai dit, peut et doit suffire à tous ceux qui professent la médecine ;

3°. Parce qu'en m'étendant davantage, j'en aurais trop dit pour les personnes qui n'ont pas fait une étude profonde de la médecine ;

4°. Parce que vouloir faire de la médecine une science populaire, est selon moi une chimère impraticable, et que tout ouvrage écrit dans ce but ne peut produire que les résultats les plus funestes.

§. Il me reste à indiquer le régime le plus convenable pour les personnes atteintes de la goutte.

La plupart des médecins pensent qu'il importe dans le traitement de la goutte de faire observer aux malades un régime entièrement opposé à celui qu'ils avaient suivi avant que la maladie se déclarât. Mais cette pratique ne peut convenir dans tous les cas. Si on voulait la mettre en usage chez un riche, accoutumé à l'usage abondant du vin, à une nourriture très-substentielle et très-assaisonnée, à une vie sédentaire, etc., en lui interdisant toute boisson spiritueuse, en lui prescrivant l'usage d'alimens fades et peu nourrissans, en lui conseillant une vie très-laborieuse et un exercice continué jusqu'à la lassitude, on risquerait d'exposer le malade à de graves inconvéniens. Un régime semblable, en occasionant une faiblesse, soit de l'organisme en général, soit des organes de la digestion en particulier, peut donner lieu à un retour plus prompt, et une durée plus longue des accès de goutte, et surtout au développement de la maladie sous des formes irrégulières et plus ou moins dangereuses.

Dans la goutte, comme dans toute autre maladie, on doit, en prescrivant le régime, avoir égard aux habitudes du malade; on doit surtout éviter le passage subit d'un extrême à l'autre. Généralement il convient de prescrire une nourriture mixte, partie végétale et partie animale, mais de restreindre la quantité de viande à laquelle le malade était accoutumé avant le premier accès de goutte. Souvent il convient de ne lui permettre l'usage de la viande qu'au dîner.

Une personne atteinte de la goutte doit éviter les repas trop copieux et les mets trop composés; il est préférable qu'il mange peu à la fois et plus souvent. Après le repas, il ne doit éprouver le moindre malaise, ni plénitude, ni oppression dans le creux de l'estomac, ni flatuosités; son humeur doit être gaie; il doit ressentir une douce chaleur dans le ventre. Si au contraire le malade éprouve après le repas de l'oppression, un abattement et un affaissement particuliers, alors son régime n'est sûrement pas celui qui lui convient, et il doit le changer jusqu'à ce qu'il en éprouve les effets indiqués ci-dessus. Un malade attentif réglera souvent son régime bien mieux d'après sa propre expérience que d'après les ordonnances du médecin. Celui-ci ne doit jamais recommander d'une manière absolue des choses que le malade sait ne pas lui convenir. Non-seulement le choix des mets, mais la société qui entoure le malade à ses repas, importe dans le régime des goutteux.

L'âge du malade, la durée de la maladie, le retour plus ou moins prompt des accès, la disposition de la goutte aux formes anomales, etc., influent considérablement sur le choix du régime, et, sous ce rapport, il serait trop long d'entrer dans tous les détails que peuvent exiger tous les cas particuliers.

Une nourriture purement végétale a été beaucoup recommandée dans la goutte. A cet égard, on cite des cures faites avec des plantes et des fruits résolutifs, contenant beaucoup de parties aqueuses, principalement avec des fraises et des raisins. Un tel régime peut être salutaire aux personnes jeunes, aux constitutions robustes, lorsque les organes de la digestion ont conservé leur énergie, et surtout lorsque la goutte est occasionée ou compliquée par des engorgemens et une pléthore dans l'abdomen. C'est alors que le régime que je viens d'indiquer peut devenir infiniment salutaire, même dans des cas très-invétérés.

Au contraire, le régime végétal est généralement nuisible aux personnes attaquées de goutte depuis long-temps, et lorsqu'il se manifeste un état d'atonie et de faiblesse, principalement dans les organes de la digestion.

Quelques-uns regardent l'usage des alimens très-mucilagineux et farineux comme très-préjudiciable aux personnes atteintes de la goutte. Cette opinion ne me paraît point être fondée généralement ; car il y a des peuples entiers qui ne se nourrissent presque que de farineux très-lourds, et chez lesquels malgré cela la goutte est une maladie inconnue. En outre, ces alimens mucilagineux et farineux, surtout en y joignant quelques aromates et l'usage d'un bon vin vieux, conviennent souvent à des goutteux âgés, bien mieux que tout autre régime, et notamment que la nourriture animale, qui paraît souvent occasioner un retour plus prompt des accès.

Le lait comme principale nourriture peut convenir aux personnes jeunes ; rarement les goutteux âgés le supportent. Comme cet aliment relâche toujours un peu, beaucoup de personnes n'en peuvent continuer l'usage. Par la même raison, le lait peut donner lieu à ce que la goutte se porte sur les intestins. Son usage ne convient jamais lorsqu'il se manifeste une faiblesse d'estomac, une disposition spasmodique et un état hypocondriaque. Lorsqu'on veut mettre un malade à ce régime, il convient de ne l'y accoutumer que peu à peu et finalement d'en faire son unique nourriture; mais on doit le cesser dès qu'il se manifeste des dérangemens dans les organes de la digestion. Il faut en outre considérer que le lait ne s'accorde point avec beaucoup d'autres alimens, et que par conséquent on doit mettre beaucoup de circonspection dans le reste du régime. En outre, l'usage du lait pour nourriture principale ou unique, exige que le malade fasse beaucoup d'exercice.

Il y a des alimens et des boissons dont l'usage est particulièrement nuisible aux personnes atteintes de la goutte. De ce nombre sont les vins nouveaux et acides, principalement diverses espèces de vin blanc; de même toutes les boissons qui n'ont pas assez fermenté, le cidre, la bière nouvelle, le vinaigre. En outre, les viandes rances, grasses, fûmées et très-salées, les aromates âcres, la moutarde, le poivre, pris en grande quantité.

Généralement l'usage du vin n'est point nuisible; il est même nécessaire aux personnes qui y sont accoutumées, et principalement aux personnes goutteuses depuis long-temps. Un vin rouge, pas trop fort, par exemple un vin de Bordeaux, est celui qui convient le mieux. L'abus du vin doit être évité avec le plus grand soin; lui seul occasionne fréquemment le retour des accès de goutte. Dans les cas où elle doit son origine à l'abus du vin, il faut bien se garder d'en cesser l'usage tout-à-coup; on ne doit qu'en restreindre peu à peu la quantité. Souvent il est nécessaire de faire choix d'une autre qualité de vin, par exemple de remplacer le vin blanc par du vin rouge.

L'usage du vin n'est nuisible qu'aux constitutions très pléthoriques, lorsqu'il y a disposition aux congestions sanguines dans l'abdomen, et surtout lorsque la goutte est compliquée par un flux hémoroïdal. Ce n'est uniquement que dans ces cas que l'eau fraîche pour boisson peut être convenable et salutaire. Son usage ne convient nullement, il peut même devenir très préjudiciable toutes les fois, que les organes de la digestion sont plus ou moins affaiblis.

Pour les personnes âgées, atteintes de la goutte, une boisson très convenable, est une bonne bierre amère, pas trop forte et qui doit avoir suffisamment fermenté.

Les personnes atteintes de cette maladie, doivent se tenir chaudement, afin d'entretenir la libre fonction de la peau. Cependant, je dois faire remarquer, qu'il ne faut point dans l'obserxation de cette règle tomber dans l'extrême, pour ne point exposer l'organisme à contracter un relachement et une atonie, qui peuvent devenir nuisibles. En effet les fortes transpirations sont souvent préjudiciables aux personnes attaquées de la goutte. Dans tous les cas il convient de se couvrir de vêtemens chauds, et pour cet effet je recommande principalement des vêtemens de flanelle étroits et joignant exactement la peau. Ces préceptes importent surtout aux personnes, qui habitent un pays humide et froid. Le lit doit être chaud, tant soit peu dur Pendant la nuit les extrémités inférieures doivent-être soigneusement couvertes Les frictions de toute la peau avec de la flanelle chaude, sont très salutaires, surtout aux personnes très-âgées, et à celles qui sont hors d'état de faire de l'exercice. Dans ces derniers cas on peut faire les frictions tous les soirs et tous les matins au lit.. Quelquefois il peut être utile d'imprégner la flanelle, qui sert à la friction, de vapeurs aromatiques, ect.

Un exercice bien régulier, est extrêmement salutaire pour toutes les personnes atteites de la goutte. Ce moyen seul, est capable d'empêcher le retour fréquent des accès de goutte, il peut même quelquefois opérer la cure radicale de cette maladie. Beaucoup de personnes ont été guéries en changeant la vie sédentaire contre une vie active et laborieuse.

Cependant je fais observer que l'exercice ne doit pas être trop pénible, qu'il doit être proportionné aux forces du malade, et ne jamais être continué jusqu'à la lassitude. L'exercice est d'autant plus salutaire, que l'esprit est en même temps agréablement occupé, d'ou s'explique l'utilité de l'exercice des armes, des jeux de quilles et de billard, des promenades avec des personnes d'une agréable conversation, de la chasse, etc. Lorsque le temps est favorable, l'exercice doit être fait en plein air. L'exercice à cheval est extrêmement salutaire aux personnes attaquées de la goutte. Tout mouvement passif, comme celui de a voiture, est beaucoup moins favorable. Un exercice fort ne doit jamais être fait après le repas, et lorsque l'estomac est plein, par conséquent il convient de le faire dans la matinée.

Les personnes qui ont la goutte, ne doivent pas trop prolonger leur sommeil, elles doivent au contraire se lever d'assez bonne heure, et plutôt se coucher un peu de meilleur heure; mais jamais trop tôt après le souper. Ce repas doit toujours être très frugal, souvent il convient même de ne pas le faire.

Les personnes goutteuses ne doivent ni se livrer à de fortes applications d'esprit et à de profondes méditations, ni laisser leur facultés intellectuelles dans l'inaction complète. Elles éviteront avec grand soin toutes les affections de l'âme, qui agissent avec continuité, de même toutes les émotions subites et affligeantes.

En général il faut qu'elles évitent tout ce qui affaiblit et épuise. L'amour physique est principalement nuisible, lorsqu'après s'y être livré, le malade se sent faible et abattu, et dans ces cas on fait mieux de s'en abstenir. Cependant il n'est point vrai, qu'il soit d'un usage absolument nuisible, comme quelques-uns prétendent; généralement et en y mettant de la modération il ne fait certainemenl pas tout le mal, qu'on a voulu indistinctement lui attribuer. Mais tout excès de ce genre, toute irritation artificielle et forcée, soit volontaire, soit accidentelle, devient nuisible. En général, cette passion étant d'ordinaire trop vive chez les personnes goutteuses, il couvient de la modére. Les pertes de semence deviennent nuisible, surtout aux malades, qui sont déjà d'un âge avancé.

Les changemens de pays et de climats, les voyages sont presque toujours favorables aux personnes atteintes de la goutte. Un goutteux, chez lequel cette maladie n'est pas trop invétérée, et qui habite un pays bas, humide, froid et septentrional, peut nourrir l'espoir de s'en délivrer entièrement, en séjournant dans un pays montagneux, sec, chaud et méridional. Il est surtout utile d'abandonner pendant les mois d'été les contrées plates et humides, pour habiter des régions élevées et seches.

Il y a divers autres moyens, qui concernent le régime local; et que l'on emploie dans la vue de fortifier ou d'ôter la trop grande sensibilité de la partie affectée. On y recourt principalement, lorsqu'à la suite de l'accès il reste dans la partie affectée une faiblesse, uue roideur ou une enflure. Les moyens, dont il est question, sont à la vérité très efficaces, pour empêcher la goutte de se reproduire dans une articulation antérieurement affectée, mais il ne sont généralement d'aucune utilité pour opérer la cure radicale de la maladie. Leur usage exige même beaucoup de circonspection, parcequ'il peut donner lieu à ce que la goutte se developpe ailleurs et quelque fois dans un organe interne. Par conséquent dans la goutte véritable, l'emploi de ces moyens ne peut présenter une sûreté complète, qu'autant qu'on a combattu et détruit la disposition goutteuse interne. Je ne parle point ici des diverses espèces de goutte *fausse,* ou l'usage des moyens en question peut devenir très salutaire.

Parmi les moyens de ce genre, je compte principalement les frictions fréquemment renouvelées de l'articulation affectée. On peut les pratiquer soir et matin, chaque fois pent dant un quart d'heure, au moyen d'une étoffe de laine imprégnée de vapeurs aromatiques, etc. Pendant la friction, le malade doit exécuter les mouvemens de l'articulation, et cela daus tous les sens, ce qui contribue puissamment à en dissiper la faiblesse et la roideur. En général, il ne convient point de trop ménager la partie affectée. Au contraire, on doit l'exercer fréquemment, mais jamais outre mesure. La marche et surtout les voyages à pied sont très-salutaires.

Les lavages avec de l'eau froide, les bains locaux d'eau froide, etc., exigent déjà plus de précautions.

Une habitude presque générale dans les personnes attaquées de la goutte, est de tenir la partie affectée très-chaudement, et de porter à cet effet des bas de laine très-épais, des bottes fourrées, etc.

Dans les cas ordinaires, cette pratique peut devenir très-nuisible en occasionant un retour plus fréquent et une dnrée plus longue des accès de goutte. Cependant, elle est utile et même nécessaire chez les personnes agées atteintes d'un *podagra* invétéré, chez lesquelles la maladie est toujours disposée à se porter sur une partie interne. Il convient que ces malades portent continuellement des chaussons de laine, qui doivent être changés dès qu'ils sont mouillés par la transpiration Au besoin, on peut mettre par-dessus des chaussons de taffetas ciré, qui doivent exactement joindre. Quant aux personnes jeunes et robustes, il leur convient plutôt de tenir la partie affectée un peu fraichement, mais toujours il importe d'éviter l'humidité. Par conséquent, après les premiers accès de goutte régulière, on mettra de côté, quoique graduellement et insensiblement, la flanelle, le taffetas ciré et tout autre vêtement très-chaud des pieds, dès que la douleur et l'inflammation se sont entièrement dissipées.

Par la même raison, l'usage fréquent des bains de pieds chauds n'est point à conseiller aux personnes atteintes du *podagra*.

Les frictions avec des médicamens spiritueux, employées dans la vue de donner du ton à l'articulation affaiblie, ne remplissent point généralement ce but. Seulement dans la goutte chronique, elles peuvent être très-salutaires, en les combinant avec le traitement interne et radical.

APPENDICE.

DE L'AFFINITÉ ET DE LA DIFFÉRENCE ENTRE LA GOUTTE ET LE RHUMATISME

De tout temps ces deux maladies ont partagé les opinions des médecins. Des praticiens célèbres, s'appuyant sur divers argumens, ont prétendu que le rhumatisme et la goutte n'étaient dans le fond qu'une seule et même maladie; d'autres, au contraire, ont soutenu que le rhumatisme différait de la goutte, non seulement quant à la forme, mais principalement quant à l'essence. Ces deux opinions sont fondées jusqu'à un certain point : voici ce que mes observations m'ont appris à cet égard.

La goutte véritable et proprement dite, provient d'une assimilation imparfaite et vicieuse, suite de l'altération des fonctions digestives et d'une composition vicieuse du sang et des humeurs, d'où résulte un vice de toute la reproduction. Dans le rhumatisme, affection, le plus souvent causée par un dérangement de la transpiration, il n'existe communément, surtout lorsqu'il n'est point très-invétéré, qu'un mélange vicieux, une sorte d'acrimonie du sang et des humeurs; mais ce vice peut, si la maladie dure long-temp, ou que l'intensité des causes occasionelles s'accroît, entraîner insensiblement celui de l'assimilation et de la reproduction et alors toute différence essentielle entre la goutte et le rhumatisme s'efface. Cette circonstance, peut en partie nous expliquer la grande ressemblance de ces deux maladies; joignons à cela que le dérangement de la transpiration est une des causes occasionelles de la goutte que les influences capables de produire le rhumatisme agissent fréquemment sur les personnes attaquées de la goutte et *vice versa,* et nous ne serons pas étonné de ce que ces deux maladies se compliquent si souvent et se confondent, pour ainsi dire, l'une avec l'autre. De là vient que plusieurs médecins distingués par leur talent et une grande expérience, ont regardé le rhumatisme et la goutte comme la même maladie, mais à deux divers degrés de développement.

De l'opinion que je viens d'émettre, il résulte :

1°. Que la goutte et le rhumatisme, dans leur origine, ne forment pas précisément une seule et même maladie, mais qu'il existe entre ces deux affections une très-grande affinité, principalement quant à l'essence et à la cause première ;

2°. Que le traitement d'un rhumatisme récent, n'exige généralement qu'une partie de celui de la goutte ; j'entends celle qui a pour but de corriger le mélange vicieux du sang et des humeurs en expulsant les matières hétérogènes par les voies excrétoires ;

3°. Que tout rhumatisme, surtout lorsqu'il a duré très-long-temps, peut prendre une nature goutteuse et qu'alors sa guérison exige le traitement de la goutte dans toute son étendue.

Le sujet dont il est question étant digne

d'un examen approfondi, et mon Journal d'Observations cliniques me fournissant un grand nombre de matériaux, je me propose de publier, le plutôt qu'il me sera possible, un ouvrage sur le rhumatisme et son traitement.

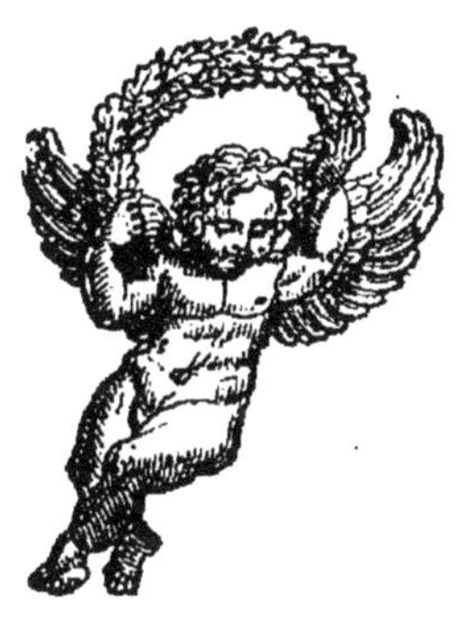

TABLE.

CHAPITRE III.

CHAPITRE IV.

CHAPITRE V.

CHAPITRE VI.

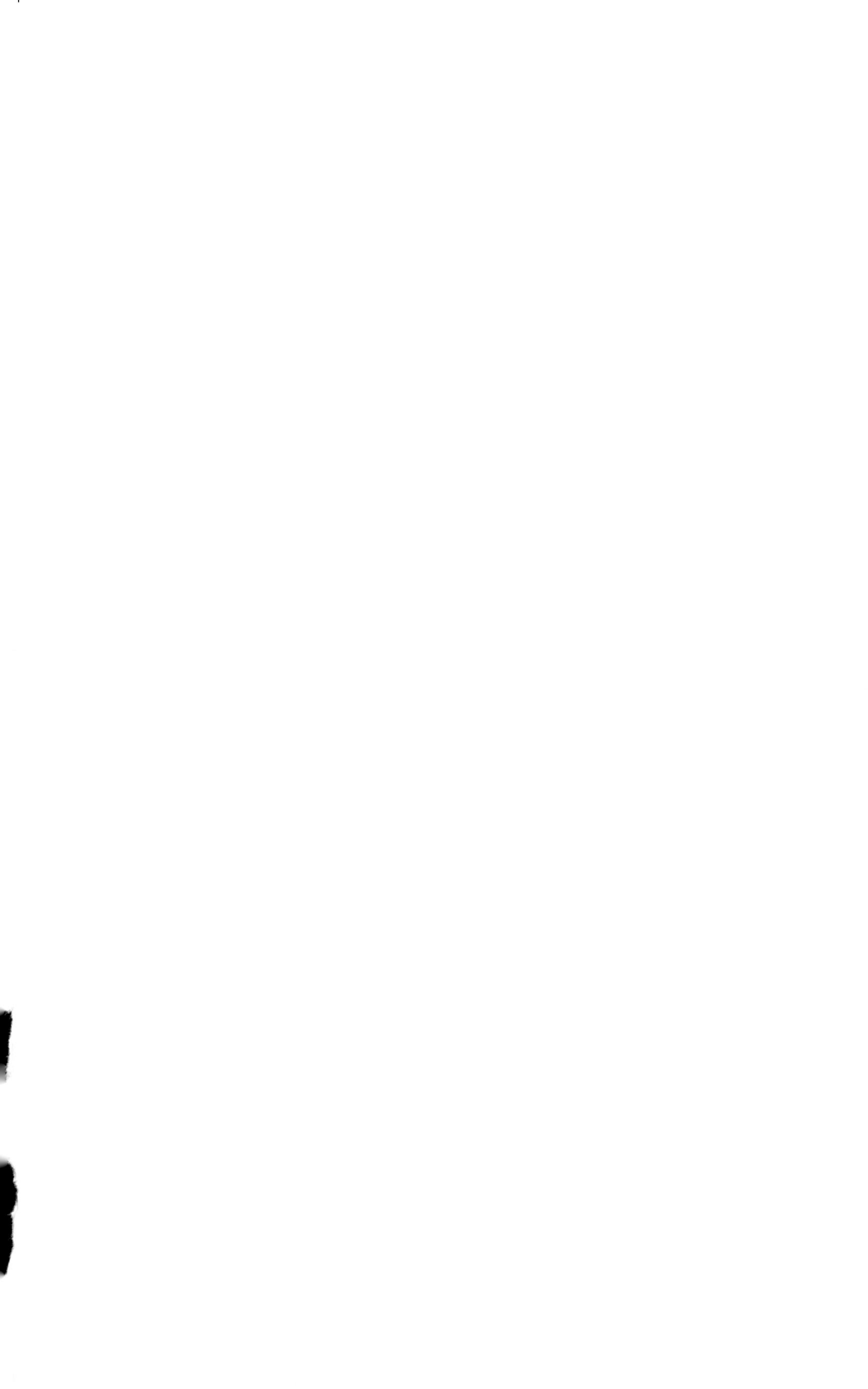

www.ingramcontent.com/pod-product-compliance
Ingram Content Group UK Ltd.
Pitfield, Milton Keynes, MK11 3LW, UK
UKHW012152240726
13966UKWH00002B/273